逆齡食養

讓妳減齡15歲的
全中醫調養祕密

現代醫女 杜丞蕓／著

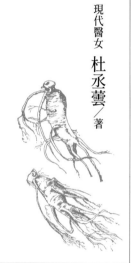

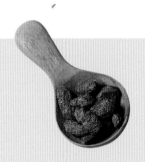

「逆齡養生」，
是女朋友們共同的目標

—•—

「杜醫師，我身體不舒服！但我不敢去看醫生。可以跟你聊聊嗎？」

2020 年，一個厲害的新冠病毒影響了全世界，人類的生活作息被迫做出大改變。也因為突如其來的新規矩、新秩序，感覺人人都活得緊張兮兮，一大堆奇怪的身體不舒服跟著出現，我也接了好多好多這樣的問診電話和視訊諮詢。

當我們表達「身體不舒服」的時候，就是小病小痛已上身，但通常還沒到上醫院看病的地步，因為疫情不能去醫院看診、不能實際檢查，但醫生還是得幫幫忙呀，必須解決親友和病人的種種病痛。

30 幾歲的朋友 A，跟我述說現在過敏發作最令人害怕，連視訊會議的同事們聽到咳嗽都不禁皺眉頭。經痛的 B，因為不敢出門買止痛藥只能躺在床上冒冷汗，而便祕的 C，則是因為每天都坐在電腦前連續開會 8 小時，已經好幾天都無法如廁了。

　　剛過 40 歲生日的 D 抱怨道，為何一過 40 就感覺到明顯的老態，需要熬夜加班的日子變得好難熬。家有小小孩的 E 和 F 也說，月經已經好幾個月沒有來，怎麼這麼年輕就要進入更年期了？心情不禁擔憂起來。但是其實不只她們兩位，這個疫情啊！讓大家的身體都好高壓，不該停經的年紀都因為壓力而暫時停經了，讓醫女趕緊寄中藥去給她們調一調。

　　50 幾歲的 G 因為害怕疫情，每個月定期的按摩和做臉也取消了，照鏡子一看，感覺人一下子都蒼老了。H 在家上班卻無故患上了尿道炎，頻尿真的好困擾。 J 因為整天看著可怕的新聞，本來消化系統就不好的他，胃酸逆流和脹氣變得更嚴重。

而平時有在健身和上瑜伽的 K，現在運動的節奏全被打亂，慢性疲勞的他不僅白天沒精打采，晚上還睡不好、睡不著。

　　終於來到了生病生不起的年紀了！在這個看醫生都很困難的時刻，自己要如何保養身體呢？還有還有，除了身體健康，我也想要同時保持我的美貌和年輕啊！在這個混亂的年代，人類越來越長壽，壓力卻越來越大，真心希望除了健康十歲也想要年輕十歲！總希望「逆齡」和「養生」兼得。

　　人人家裡都有一台智慧型體重計，它們很可惡，不僅測你的體重，也量你的 BMI、體脂肪、肌肉量、內臟脂肪和身體年紀。我每天上午起床後，就是先把自己大小便排空，再睡眼惺忪地站上體重計，每天這樣乖乖地量，體重數字也不見減少，不過身體年紀一直出現穩定的 32 歲，對於 47 歲的醫女來說，真的是甚感安慰。

　　讓年紀倒退 15 歲，希望這不是體重計的白色謊言，而是我努力照顧自己的真實成績。拜現在醫學科技和資訊的發達，年輕個十幾二十歲絕不是幻想。但是要用整形動刀的方式變年輕？還是用自然醫學的保養方法來逆齡？醫女絕對鼓吹後者。

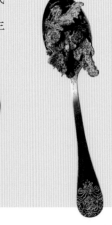

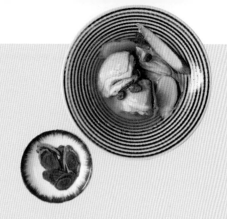

本書裡從 30 世代到 50 世代所列
的各種身體小問題，well~ 問題可大
可小，這些小病小痛也許不至於看醫生，但是若你不照顧好自己，任由這
些小病累積，你嬌貴的肉體可是會變弱變老的。你一定有聽過這種說法，
「從幾歲開始瑜伽，身體就會停留在幾歲」。但醫女的野心更大些，希望
讓 30、40、50 的你知道，你永遠有機會照著醫女的方法極簡保養，就可以
像電影班《傑明的奇幻旅程》一樣倒退活，讓自己更加年輕健康不會老。

讓我們一起養生不要養病，讓醫女用中醫和自然醫學為你的身體健康
把關，也讓我們活得更年輕開心。

謝謝方念華老師、楊月娥阿娥姐、蔡淑臻妹妹、林嘉綺大美人、王南
琦戰鬥媽媽、林靜如律師娘、沈邑穎醫生以及筋肉媽媽，為本書所做推薦，
你們是社會大眾的榜樣，更是我的偶像。謝謝你們暖心推薦。我愛妳們！

杜丞蕓

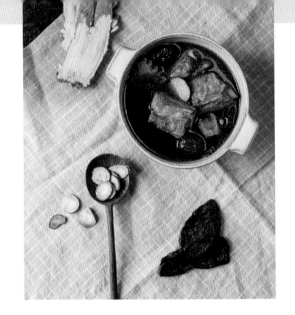

目錄 Contents

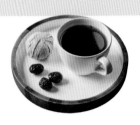

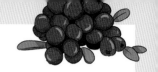

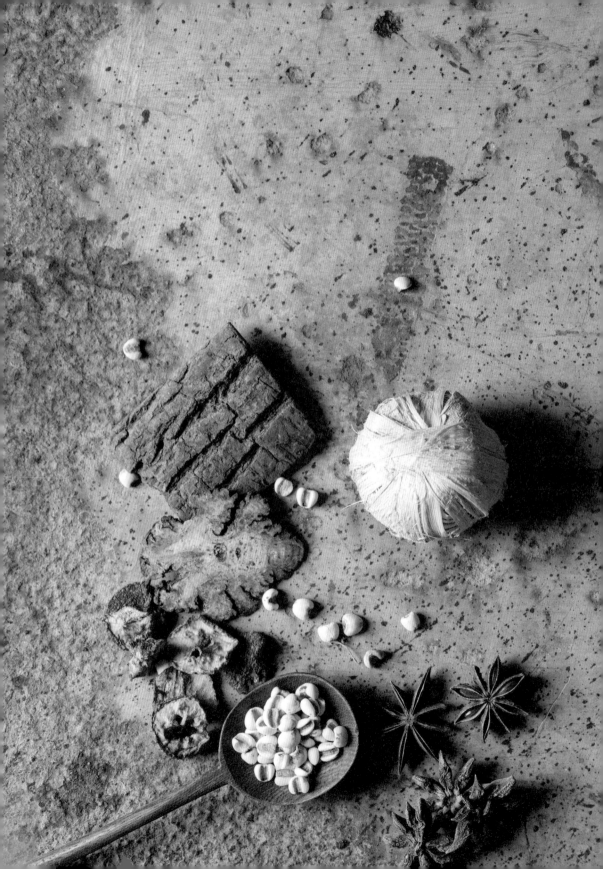

順時養生，
是女人抗老逆齡的關鍵

女人想要
童顏、瘦身、氣色好，
要懂「順時養生」

　　若是妳得到了一個阿拉丁神燈，能許下三個願望，妳會許什麼願？成為世界上最有錢的人？嫁給世界上最帥的老公？還是，希望擁有一對乖巧兒女？

　　如果醫女有三個願望，我想要「童顏，瘦身，氣色好」。通常這樣說，男人們大多無法理解，振振有詞地回我說容貌是天生父母給的，老化是自然，怎麼可能永保青春美麗!?但，我想女人們應該大多像我一樣，希望自

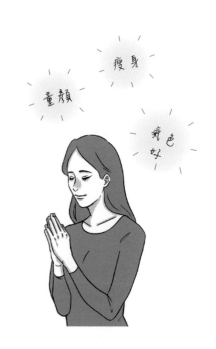

瘦身

童顏

氣色好

己永遠看起來有張「不老童顏」，總想著如果能比實際年紀年輕個至少 10 歲就好了，許願氣色像網紅一樣，能自帶美肌模式，摘掉相機濾鏡後還能看起來粉粉嫩嫩。身材就算不能前凸後翹，最少也得把蝴蝶袖的肥肉收好，為了穿衣服不顯胖，平常只能多靠運動來減脂增肌，實行「最佳瘦身計畫」了。

雖然女生們天生愛美，但是又怕痛，實在不敢踏進整形外科或醫美去動刀，醫女說：「臉要窮養，身要嬌養」，意思是不需要在臉上塗抹太多的保養品，想要「不老」，就得靠身體由裡而外的健康才能達成。

「順時養生」是中醫自古以來的養生之道，順應自然規律，指的可以是順應年齡，也可指順應節氣。順應自然和時機，就能做到逆齡而且慢老，所以醫女為女人們預測，在 30+ 到 50+，每個世代可能會有的身體健康問題，讓女生們早點開始做準備，就可以活得健康，越活越年輕。

不同年紀的女子，無論妳是 30 世代、40 世代、還是 50 世代，皆可以透過中醫理論、經絡穴位、預防醫學、自然療法等來照顧自己，不求醫生不求人。

女人的保養，不管身體健康和美麗，想要從頭到腳、從裡到外、方方面面都要兼顧，是女人的強迫症。希望看起來不老，希望身材合宜，身體健康且氣色佳，可以說是什麼都想要。

其實古聖先賢也不是都腦袋呆板且不懂人心，他們談醫學哲理，也談婦女健康，更談女人愛漂亮。在中醫聖經《黃帝內經》中，黃帝與歧伯有一段很有名的對話，是關於女子與男子的生長週期。他們是先談女子再談男子。對話是這樣聊的：

黃帝說：「歧伯大神啊！你是中醫界的谷歌，你可以告訴我嗎？為甚麼人老了就不能生孩子，是氣數已盡嗎？」結果歧伯曰：『女子七歲，腎氣盛，齒更髮長；二七而天癸至，任脈通，太衝脈盛，月事以時下，故有子；三七，腎氣平均，故真牙生而長極；四七，筋骨堅，髮長極，身體盛壯；五七，陽明脈衰，面始焦，髮始墮；六七，三陽脈衰於上，面皆焦，髮始白；七七，任脈虛，太衝脈衰少，天癸竭，地道不通，故形壞而無子也。』

根據這段《黃帝內經》闡述，女性生理上是以「七」為倍數，每過七年就會進入另一個生理階段，女生從三十五歲就會開始衰老，四十九歲就腎精衰竭而生育能力衰退，正式進入更年期了。

而中國唐代的藥王孫思邈，也非常重視婦科，他的代表作《千金要方》和《千金翼方》這兩本大部頭的書，一定先談婦人方，包括「經、帶、胎、產」樣樣皆談，也就是月經、婦科病、懷孕、生產等諸多婦女會遭遇的疾病。但是精彩的在後面！藥王也大談特談床事、運動、生活起居、按摩和美容喔！

　　藥王孫爺爺的美容方收錄在《備急千金要方·卷六·面藥》和《千金翼方·卷五·婦人面藥》兩卷中，面藥有 81 個中藥方，外用藥有 100 個中藥方，包括顏面、牙齒、口唇、眼眉、頭髮、和肌肉。從頭禿、白屑、面皯黑、面皰、白癬、面上生瘡、面黑不淨、黑痣、面皮粗澀、酒渣鼻瘡、唇裂、瘢痕、到腋臭等通通都有，也就是我們現今女人在意的「臉上色斑、痘痘痤瘡、酒糟鼻、脂溢性皮膚炎、斑禿、白髮、白癜風、手足乾裂、疤痕」等，甚至連「腋臭」都有中藥可治！

　　既然古代的典籍中不乏談論女生的美容和養生之道，現在醫女更要來談談「女生的健康與美麗」。不管女人到了幾歲，不同的年紀會遇到不同年齡層需要面對的疑難雜症，我們要如何「順時養生」又能「小病保養」呢？從成熟 28、初老 35、更年 49，到正式進入活蹦亂跳的黃金女郎老年期，所有的女人保養不可以呼嚨過去。

　　從下一頁開始，讓醫女來預言一下 30+、40+、50+ 不同年齡層的妳，需要如何注意身體，有哪些是女生們容易會有，但又不至於非要去看醫生的小毛病，從頭痛、過敏、免疫力差，到胸悶、脹氣、消化不良，還有頻尿、水腫、慢性疲勞等等，讓我們一起來為自己的健康和美麗 Fighting！

(02)

「30+ 易脾虛」，
初老女生煩惱多則老得快

　　30 歲的妳，明明就覺得自己還很年輕，但是卻被社會和偶像劇硬生生冠上「初老」的名詞，是不是覺得很不甘心？但是醫女也要代表中醫界向妳道歉，因為古中醫也是如此直白！《黃帝內經》說：28 歲的女人是「四七筋骨堅，髮長極，身體盛壯」，但是 35 歲的女人已經是「五七陽明脈衰，面始焦，髮始墮」。意思就是說，女子到了 35 歲，臉色已經黃了，頭髮也開始掉了，開始有衰老的痕跡。

　　外表依舊年輕亮麗，而且內在堅強的 30+ 女性，從大學畢業後出社會，可能大約有 8~10 年了，或許正是職場、情場兩得意，又或者是兩者皆在轉型中？結了婚，小孩也生了的妳，現在就不再適合裝可愛了，要開始像個少婦或媽媽，體力也和 20+ 有差了。為了想辦法在社會上更好的存活下

去並且求取晉升，目標再也不是只有混口飯吃而已了。《黃帝內經》說的「五七陽明脈衰」，指的是「足陽明胃經」，就是說 35 歲左右的女生，若是胃經衰弱了，臉色就會跟著泛黃變老。而脾、胃是屬同一套消化系統且互相關聯的，所以脾經也該一起關照。

脾胃氣虛：臉色泛黃，吃很少也會變胖

中醫講「脾胃氣虛」，是指脾胃的功能慢慢變弱，不像年輕時可以大吃大喝、暴飲暴食，到了 30 世代，應該已經有人漸漸體會到，再也不能像以前那樣吃太多或喝冷飲了。脾胃氣虛的人，吃過頭就會脹氣難受，喝到太冰的飲料也會腹痛，這些症狀可能都是 20+ 的女生不曾體驗過的。西醫也說，隨著年紀漸長，每年的基礎代謝率都會下降 1-2%，新陳代謝變差，若妳還是吃多喝多，冰飲甜食不忌口，就會讓身體濕氣變重，不只是臉色變黃，變胖更是讓人不想得到的黑能量。

脾氣虛則體力變差，活力不如以往

「脾主肌」，指的是身上的肌肉。年輕時肌肉量大於脂肪量，但是從

30 歲以後脾氣容易變虛，所以肌肉量開始減少，逐漸轉變成脂肪量大於肌肉量。30 歲的妳可能開始意識到自己體力變差，活動力和活力都漸漸不如年輕時了，再也不能加班熬夜，更不能整夜約會也不累了！這個時期，妳關心的話題可能是如何培養體力、鍛鍊肌力，閨蜜們除了一起喝咖啡、聊是非之外，也開始相約上健身房看小鮮肉了。

脾氣虛則臉皮變鬆，蘋果肌慢慢消失

「脾氣虛」的另一個副作用就是「膠原蛋白流失」。「脾氣虛」會造成鬆弛的肌肉，還會讓我們臉上的皮膚失去彈性，甚至讓皮膚無力下垂，於是眼袋、下巴開始走形，蘋果肌和堅挺的胸部也會漸漸走鐘。 常常對老公皺眉頭、對小孩板著臉的 30 世代，小心皺眉紋、法令紋、魚尾紋都會一一出現。

30+ 的女生們，醫女想告訴妳一些不老氣的養生觀念，從簡單入手，打造好體質，不管是飲食、生活習慣、運動，到自我保養、藥膳、養生茶等等，利用一些自然保養的觀念就能讓妳小病不生，大病不來。「脾」為 30+ 女人的重點保健，先別一天到晚擔心老公和小孩了，妳要先好好照顧自己，從養脾做起吧！

現代醫女告訴 30+ 女性的【養脾三大原則】

一、多食優質飲食來調理脾胃

「脾主運化，胃主受納」，脾胃是中醫裡的重要消化系統。初老的妳，已經無法像年輕時那樣隨便亂吃了，妳需要更健康、優質的食物，提供身體所需要的精微物質。許多女生結婚後就會放開來吃吃喝喝，小心！炸雞、宵夜、可樂等，都只會讓妳不斷冒痘痘和變胖而已。還有一些為了維持身材而光喝水不吃飯的 30+ 女人，要記得！這樣的減肥法在妳身上已經不奏效了。

30+ 要選擇補脾胃之氣的天然飲食法，必須要「吃好、喝好、慢慢吃、慢慢喝」，才是保養脾胃的根本之道。「脾胃屬土，黃色入脾」，黃色食物和根莖類食物，如山藥、地瓜、南瓜等，屬於優質天然澱粉也補脾胃，還有黃豆、豆漿、紅棗、四神湯等等，對脾胃都很好。脾胃氣盛消化好，身體自然可以正常吸收排泄，健康又不會變胖。

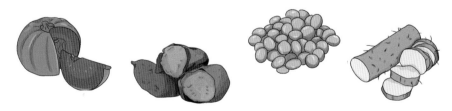

黃色食物和根莖類食物，對脾胃都很好。

二、「養脾」就是滋養美麗

　　是不是常聽人家說：「天底下沒有醜女人只有懶女人」，美麗的容顏和身材，要靠自己的注意和努力，而不是靠醫生和錢包。30+女人因為「脾氣虛」開始臉部鬆弛的跡象，所以要及早自我臉部按摩、頭部按摩、和胸部按摩，預防於機先。自我按摩不僅放鬆心情，讓皮膚充滿彈性，按摩後血液循環好，氣色自然更美麗，而且眼袋和胸部都會一起抗地心引力！按摩的穴位醫女在後面的第二章裡都有好好介紹。

三、「脾虛」則要調適壓力

　　「脾主憂思」，脾虛的女人很容易亂想事情，還很會嘮叨碎念，尤其是家庭壓力大的女人。「脾氣虛」所產生的憂思大部份都是屬於無謂的擔憂，不僅浪費腦細胞，更會造成家人之間的無奈和壓力。脾虛初老的30+，請開始學會自我調適壓力，不管是利用運動減壓或是培養工作以外的興趣，例如烹飪、繪畫、音樂或購物等，投資小孩的才藝不如投資自己。

　　每個人或每個年齡層適合的運動不盡相同，但是對運動的興趣和信心卻是可以培養的。醫女相當鼓勵30+女人能找出妳最喜歡的運動，並保持規律運動的習慣。因為運動是幫助情緒減壓最好的方法，運動習慣越年輕養成越好，不僅可以把想要罵小孩、老公的怒火給排除掉，還能增自體免疫力，讓妳不再容易請假生病。

醫女畫重點

以下症狀尤其與
30+ 女生有關

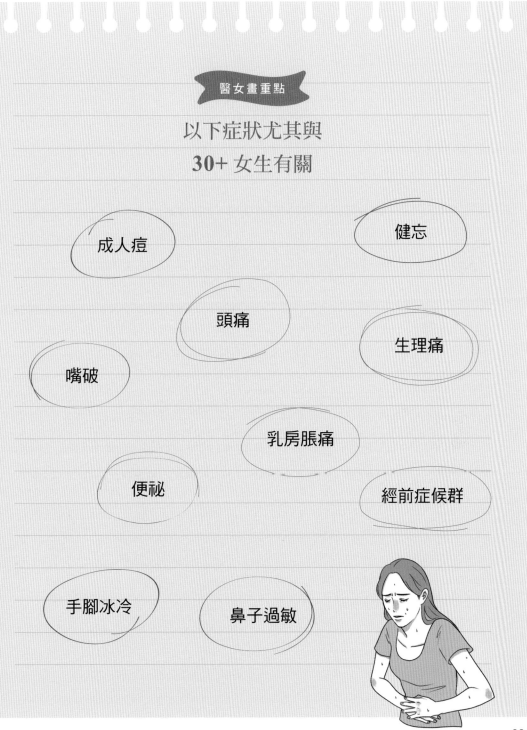

成人痘

健忘

頭痛

生理痛

嘴破

乳房脹痛

便祕

經前症候群

手腳冰冷

鼻子過敏

「40+ 肝脾腎不合」，
更年期很快找上中年女

　　每多十歲的「轉 20」、「轉 30」，都是人生大事，「轉 40」的女人更是來到人生的轉捩點，生理和心理都進入更為嚴厲的人生考驗。在社會上，40+ 已被正式稱為中年婦女，不管妳承不承認，身旁的小孩都要稱妳為阿姨而不是姊姊了。除了年紀已步入中年成為社會上的中堅份子，在家庭中，中年女更是重要的經濟和精神支柱。現今社會職業婦女多，尤其是台灣，雙薪家庭已佔七成以上，更有許多婦女雖然不上班，但仍兼職打工補貼家用，「上有高堂，下有妻小」早已不是中年男人專有的甜蜜負擔了。

　　40+ 的中年女被稱為「三明治族」或「夾心族」，上有父母漸漸年邁，

或許健康問題需要特別關注；下有小孩正值青春期，課業和不穩定的情緒也需要照顧。而除了家庭和工作壓力以外，自己的身體也開始有一些以前不曾出現的狀況，像是貧血、頭暈、消化不良、血壓及血脂血糖有點偏高、月經混亂等等，而這些狀況好像又沒到需要看醫生吃藥的地步，不禁自我懷疑，我真的是老了嗎？這些「亞健康狀態」，就是中年女的悲哀。

中年是轉捩點，人生即將進入下半場

40+ 女子身體健康的議題上，不可否認地，年齡老化是一個重要的關鍵。根據世衛組織 WHO 統計，以人的平均壽命來說，女人比男人多活兩年，平均死亡年齡是 74 歲。因此 40 歲的年紀，剛好落在人生進入下半場的分水嶺。加上女人有更年期停經的生理特徵，因此 40 歲左右，人體老化的症狀會更為明顯。通常一個患者來看診，不管中、西醫問病，我們都會先掃描病歷上的性別及年齡，之後再看疾病史等其他自述。中醫師一看到 40 歲這個關鍵數字，心裡就會明白，妳可能會出現的症狀有哪些，是否是正常身體的老化。

中年女有哪些問題需要特別注意？新陳代謝變差、消化功能變弱、生育能力退化。而這些看似正常的老化現象，其實是身體在提醒妳，要開始

好好照顧自己了，不要像年輕時那般任意妄為。40+ 可能出現經常頭痛、胸悶、容易變胖、胃酸脹氣、月經前後不定、月經推遲，到失眠、憂鬱煩躁、心情起伏過大等症狀，這些問題時有時無，一陣子好一陣子壞。醫女苦心建議，一旦問題開始變多，請不要拖拖拉拉裝忙找藉口，一定要找醫師及專業者諮詢，了解自己身體的狀況。

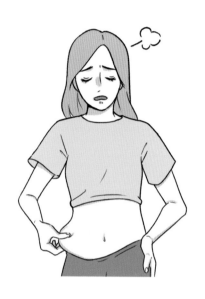

女子屬陰屬水，中年「陰虛」就顯老

保健養生、抗衰老可以使用中醫調養，即將步入更年期的妳，應該開始預防老化、延緩更年期。根據中醫陰陽理論，女子身體「屬陰屬水」，而且「陰中有陽，陽中有陰」，陰陽相生循環不絕，所以女子除了養陰，也要提升內在的陽氣，就可以積極預防身體的衰老。有人 45 歲就「陰虛」進入更年期，但有人直到 55 歲才停經，這就與妳的自我保養有正相關。所以在 40~50 歲的階段，就要開始「前更年期」的抗老保養和「更年期」的症狀預防。

　　而更年期的前後幾年，除了種種不適的症狀很惱人之外，容貌的衰老是最讓人在意的。「陰虛」的 40+ 女子，不僅容易有潮熱、盜汗、失眠、易怒、陰道乾燥等更年期症狀以外，還會皮膚變乾、皺紋變多、掉髮、體胖卻臉瘦、膚色黯淡等困擾，這些在中醫美容的範疇裡，都屬「陰虛」所引起。

40+ 中年女子需保養肝脾腎三陰經

　　一般健康的 40+ 女子，若要避免「陰虛」老化的出現，中醫希望你注意「肝、脾、腎」三個臟腑，和「肝經、脾經、腎經」三條屬陰的經絡。若已有「陰虛」的症狀出現也別害怕，妳不一定是生病了，透過及時保養調理肝脾腎，養陰還是有救的。

　　至於如何養陰？女子的血屬肝陰，所以好好養肝，月經就會穩定。女子的氣屬脾氣，所以好好調脾，就會年輕美貌。女子的精華屬腎陰，所以好好補腎，荷爾蒙和女性魅力就會持久一點。肝脾腎三臟養護，在這 40+ 關鍵時刻，一定要火力全開，我們的健康和美貌就可以兩者兼得。

我們也可以優雅地慢慢變老

醫女想要提醒一件重要的事，不是所有 40+ 女子都一定會有老化或更年期的痛苦現象喔！我們的體重也許會變重、月經一定會停，但不代表我們逐漸老化的過程，一定要很辛苦或不健康，老化也可以老得很優雅很美麗，只要妳好好地照顧自己的肝脾腎三臟腑！

現代醫女告訴 40+ 女性的【養肝脾腎三大原則】

一、抗老：好好調理肝血、脾氣、腎陰

40+ 女子到了年紀，荷爾蒙開始失調、體力變弱是正常，只要沒有出現困擾妳生活的病症，妳還不需看醫生。妳需要注意的是「肝血、脾氣、腎陰」的調理。

『養肝補血』：注重飲食，均衡營養，可以多攝取補血滋陰的飲食。

『調脾補氣』：注重運動，減脂增肌，有氧運動都很重要。

『補腎滋陰』：注重生活品質，過度勞累最不好，好好的睡眠休息很重要。

中年女說老不老、說小也不小，請不要做自己身體無法承擔的事，像

是超時工作、家事全攬、逞強照顧一家子等，要惦惦自己體力，學會家庭分工，因為儲備戰力才是為了更長遠的自己。

二、健康：要善加管理你的下半身

40+ 女子除了要保養肝脾腎三臟，也不要忘了肝經、脾經、腎經三條屬陰的經絡，活絡通經也能為健康加分。這三條經絡分佈於身體的陰面，走在胸、腹、腿的內側，經絡入體內到達肝脾腎三個臟腑，也經過子宮卵巢、膀胱尿道、還有聯絡附屬臟腑如膽胃等等，根本就是幾乎下半身全管！所以 40+ 女子需把下半身管好，透過穴位按摩、經絡瑜伽、泡澡泡腳等等，可以由外而內全盤照顧自己的健康。經絡穴位的部分請參考本書第三章。

三、美麗：顧好精神氣色，妳就是女神

肝血好，臉色會均勻無斑；脾氣順，則臉皮緊繃無皺紋；腎陰足，容光煥發自帶美肌。為了肝脾腎和美麗童顏，滋陰食物可以多補充：豆漿、牛奶、鴨肉、黑木耳、黑棗、桑椹、白木耳、蓮藕、山藥、水梨等。滋陰中藥有枸杞子、玉竹、百合、石斛、何首烏、麥門冬、女貞子、燕窩、四物雞湯、當歸養血羊肉湯等，很會煲湯的香港人和廣東人有諸多美容藥膳湯方，參考本書的天然食療藥膳也有助於妳維持美貌、健康不老。

「世上只有月經好，有月經的女人像個寶」，這是更年期女人的真實心聲。40+ 女子最大的天敵就是更年期，雖然月經停經人人躲不過，但是更年期的諸多不適，像是潮熱、盜汗、失眠、乾燥、過敏等問題，我們真的可以提前預防。世上只有約 25% 的中年女會有更年期症狀，也就是說大多數的女人可以安然渡過！透過自我保養和中藥調理，延緩更年期 1 ～ 2 年並不難，40+ 尚未開始出現「前更年期症狀」時，先找中醫開始保養，就是最好的時機點。

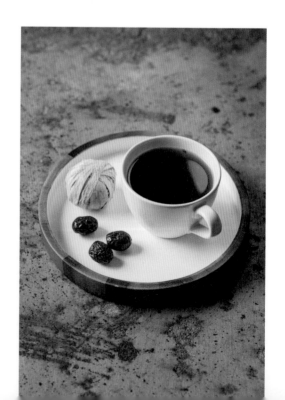

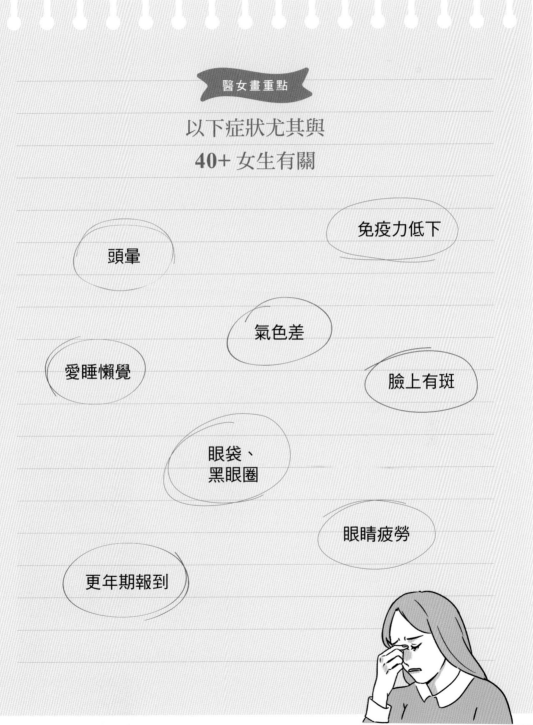

醫女畫重點

以下症狀尤其與
40+ 女生有關

免疫力低下

頭暈

氣色差

愛睡懶覺

臉上有斑

眼袋、
黑眼圈

眼睛疲勞

更年期報到

(04)

「50+ 虛症悄悄上身」，
大齡女要注意腎虛

醫女常常被年紀稍長的姊姊們
低聲詢問，是否上了年紀的人都會
有那麼一點「虛虛的」？是的！女
人過了更年期，男人過了中年危
機，其實「虛」就會開始悄悄地上
身。妳可以問問身旁的長輩們，更
年期後最有感的老化現象是什麼？
我想應該是體力，體力明顯變差或
不如從前了。

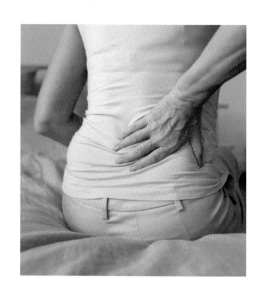

　　一個人的元氣和精神狀態，也就是中醫所說的「精、氣、神」，最明顯的衰退會發生在 50 歲前後，這就是中醫所講的「腎虛」。

「腎虛」不是男人的專利，50+ 大齡女也要注意

　　「腎虛、腎虧」不是男人的專利啦，50+ 大齡女也會！年輕男生最愛用中醫名詞來互虧「腎虛」，彷彿「腎虛」就喪失雄風，沒有男子氣概了。其實這真的誤會大了！所謂「腎虛」，從來就不是單指男性的性能力，而是人體的自然或病理現象。

　　中醫基礎理論有提：「腎主藏精，主水液，主納氣，為臟腑陰陽之本，生命之源，故稱為先天之本。」是說腎代表一個人的先天之氣，就是妳的基因、妳的 DNA；也是所有臟腑陰陽之本，因為腎為命門，若命門火衰，臟腑也無力。那麼這個從出生時就已經註定主導妳體內精氣神的兩顆腰子，為什麼年紀大了，50+ 以後才開始不夠用了呢？

一、腎為五臟所主，又稱「命火」

　　中醫說兩腎之間有一把火，叫做「命門之火」，小時候命門火是熊熊

烈火，一直燒一直燒，到了步入 50+ 老年期，就會變成酒精燈的溫火或者打火機的小火，人人都一樣。這把火是妳初生之時帶來的生命能量，又稱為元神之火，可以燃燒很久提供能量給五臟六腑使用，然而年紀漸長，火力不夠了，如果沒有適時地加油，火就會變弱。

所以為何小孩子「至陰至陽之體」容易全身熱呼呼、活動力旺盛；經過青春期、成人期、中年期後，漸漸地我們感覺到能量變弱，下半身容易感到冷；等過了人體生育能力劃上句號的更年期，也就是 50+ 之後，更可以明顯地感覺到體力不行、健康狀態開始走下坡，也就是命門火衰了。命門火衰不是指死亡喔，大齡女可不要胡思亂想。

二、腎主骨生髓，齒為骨之餘，開竅於耳及二陰，在液為唾

除了體力變差，50+ 還會感到衝擊的身體老化現象，有膝蓋變弱、關節喀喀響、牙齒變差、耳朵聽力變壞、連口水都變少了。還有大小便容易有狀況，大齡女容易尿頻、尿少無力、或尿不乾淨，連大便也是有一天沒一天，要嘛有氣沒力大不出來，要嘛羊便便一顆一顆的，蹲馬桶都要蹲很久，這些都跟腎的生理功能老化有關。

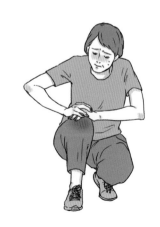

三、腎藏精、腎藏志

「腎藏精」，主導人體發育、生長與生殖功能，所以我們從 0 歲到 18 歲發育完畢，18 ～ 50 歲期間身體細胞、腦細胞和體重也一直長一直長，中間還長出好幾個小孩來。等到更年期一過，50+ 女人的生殖功能也結束了，於是腎的主要任務已完成，「腎精」就準備退休了。

「腎藏志」，「志」指的是記憶力、也是意志力 (Stamina)。年輕人的腦子好，除了博學多聞，最重要的就是能強記，「強記」代表記憶力強，這些在中醫看來，就是腎氣充足的表現。我們來回憶一下，年輕時除了讀書之外，漫畫、電影、時尚雜誌、暢銷歌曲，是不是隨便看看就很容易記得？然而年長以後記憶力開始衰退，旁人交代什麼事情都是轉身就忘，也只是剛好而已。「志」還有意志力的意思，50+ 以後，做事比較堅持不住，耐力、持續力較差，這也是年輕時無法想像的。

基於以上種種原因，中醫的「老人學」裡，因此非常重腎的調理。雖說腎的精氣神是爸媽給的「先天之氣」，但是「先天之氣」也要好好保養和增強，才能提供後天使用源源不絕。以現代人長壽的條件來看，50+ 根本只是老年人的幼幼班，後面還有 40 ～ 50 年要過，雖是社會上的老年族，卻是老人中的嫩嬰。所以 50 世代要及時把握這幼稚園時期，好好學習、好好吸收營養，將來才會長得高又壯！

現代醫女告訴 50+ 女性的【養腎三大原則】

一、養腎精：飲食有節、身心休憩

有部 90 年代的美國影集叫做『黃金女郎』（The Golden Girls），戲裡沒有年輕的俊男美女撐票房，但是四位大齡女奶奶們的組合演出卻非常有趣，其中最令人驚訝的是這四位老女人都非常有活力，不僅開車煮飯樣樣自理行動自如，還能談戀愛調情交男友，非常可愛。想要老年時好好地過，還有力氣與男人吵架，就要靠大齡女的「腎精」指數。

「腎精」要如何保養？養精蓄銳是其一，積極提升是其二。養精蓄銳包括規律的生活起居、飲食有節、身心勿過勞等，尤其是年紀不小了，不要每天都燃燒自己工作到累壞，老了就要認命，要過朝十晚四或更為樸實無華的的半退休歲月，不要過著明日的精力今日預先提款的日子。至於積極提升「腎精」，那就要靠運動了，不喜歡競賽型運動？那就以身體鍛鍊為主，可以在戶外打太極、打拳、瑜伽、經絡操、健走、慢跑、高爾夫球等等，能接觸陽光和大地、提高心肺能量、溫暖全身的運動，都可以凝聚「腎精」。

二、養腎氣：多按摩湧泉穴、俞府穴和腎經

有沒有聽過老太太放聲罵人很過癮的？一個老人是聲如洪鐘或者氣若游絲，與「腎氣」的強弱有很大的關係。50+ 以上講話中氣十足，就叫做

「腎氣」盛。要養「腎氣」，除
了以上第一點的條件統統要做
到，還要多加按摩身體重點部
位，像是腰間兩腎、臍下丹田、
兩腳膝蓋和足底，也可以多按
腎經經絡的各個穴位，像是腳
底的湧泉穴到胸口兩旁的俞府
穴。此外，多唱歌、朗誦、練
習呼吸法，也都可以提升「腎
氣」。「腎氣」足，除了講話有
力、也站得久、更是走路有風。

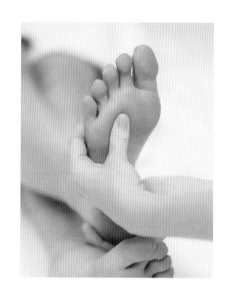

三、滋養腎陰、腎陽：善用藥膳滋補

　　50+ 大齡女想要有氣場，就要養「腎陽」；想要更漂亮，就要養「腎陰」。
「腎屬水、黑色入腎」，任何湯湯水水的補湯都利於人體吸收，任何黑色食
物也都入腎。食物裡補腎的有黑糯米、紫米、黑豆、黑木耳、茄子、葡萄、
桑椹等等，補腎的中藥有杜仲、何首烏、桑寄生、續斷、補骨脂等等。此外，
想要進一步展現精神抖擻的自己，就要加強補「腎陽」，肉桂、芡實、山藥、
羊肉、栗子、胡桃、黑芝麻等都可以多服用。大齡女還想要美豔動人的話，
就再多食補「腎陰」的食物，像是枸杞子、菟絲子、干貝、牛奶、羊奶等。

大齡女想要青春美貌，不老童顏，50+ 的保養永遠不顯遲。社會上不是也有這樣的都市傳說，「40 is the new 30」，現在的 30 歲女人像從前的 20 歲，而 50 ＋根本是以前的 40 而已。女人想要不會老，永不放棄的積極心態最重要，保養的方法真的很多，讓醫女陪妳一起健康又美麗的逆齡！

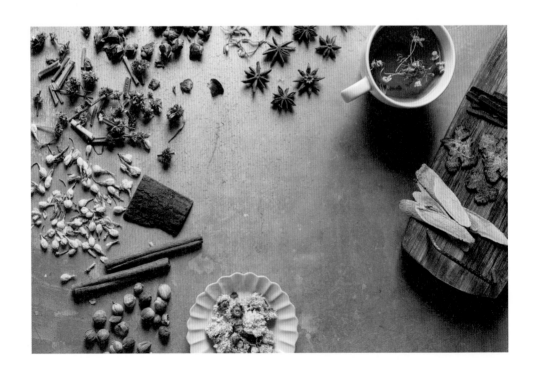

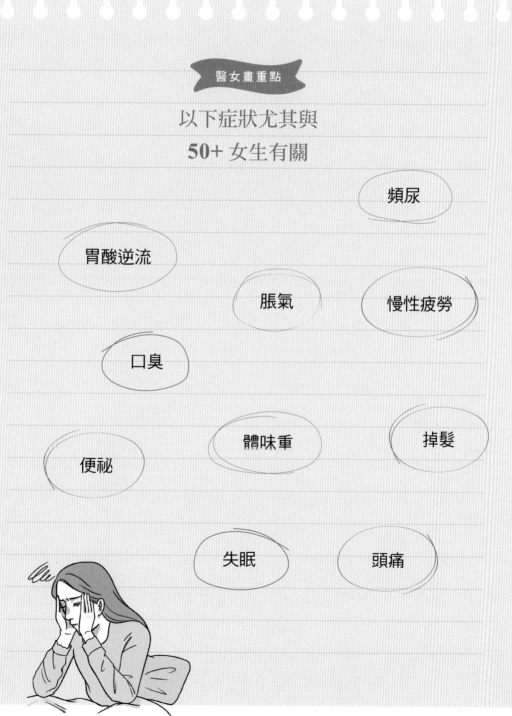

醫女畫重點

以下症狀尤其與
50+ 女生有關

頻尿

胃酸逆流

脹氣　　　慢性疲勞

口臭

體味重　　　掉髮

便祕

失眠　　　頭痛

［ 30 ＋ ］
從年輕開始保養，
美麗自然來

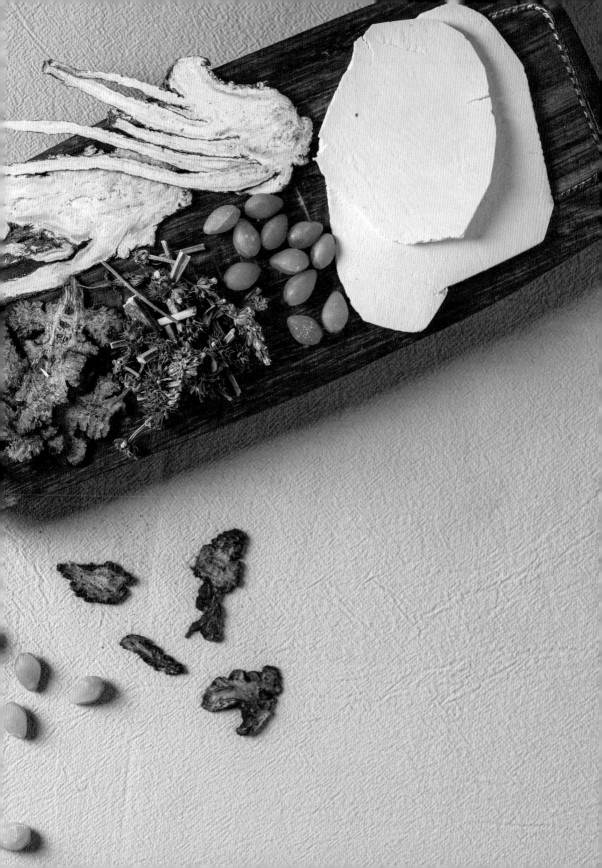

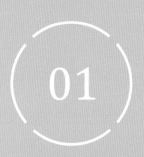

01

成人痘不是青春痘，
千萬別搞混！

重點提示

01 ▶ 成人痘和青春痘不同，青春痘屬青少年常見狀況，
成人痘則是荷爾蒙混亂引起。

02 ▶ 「肝氣瘀滯」或「肺熱」，都會造成痘痘肌，調
整飲食和生活作息才能有效根除。

03 ▶ 成人痘的皮膚很脆弱，不能一味地控油，需要加
強保濕和防護。

　30 歲的妳是否感到困擾？明明已經不是青春期，臉上卻三不五時冒出痘痘，只好安慰自己還很年輕。其實妳誤會了，成人痘和青春痘不一樣，已經不能拿青春當藉口了！

　青春期的少男少女，或多或少都曾亂冒痘痘甚至是滿臉痘花，那是荷爾蒙大噴發作祟，加上飲食不忌口、日照及流汗過多等，對皮膚造成的傷害，所幸那段不堪的歲月只有短暫幾年。

　然而，離青春期有點兒遠 30+ 的大人們，還為了滿臉的大痘痘所苦者大有人在，或許長在臉頰上，或許長在下巴上，甚至有人背部長滿了痘痘，還有人會長在頭皮上！一不小心痘痘就抓得皮膚坑坑疤疤。許多女生表示，每個月的月經要來前，臉上就會冒出一、兩顆特大痘痘，但往往經期一過就好了。

　這些長滿痘痘的 30+ 來看中醫，總擔心地追問，長在下巴的痘痘是什麼意思？是代表子宮不好嗎？又聽說是腸胃不好？

「荷爾蒙不平衡」是成人痘形成主因

　　雖然長痘痘不至於影響你的生活，但是痘痘時好時壞的狀況確實讓女生們感到煩心，有時候就算痘痘好了，還是會留下顏色暗沉的痘疤，影響臉上肌膚的美觀，所以很多 30+ 的女生會選擇醫美雷射來除疤。更糟糕的是，醫女甚至看到有些患者臉上沒有一天平靜過，痘痘此起彼落的長，皮膚總是泛油、紅腫、化膿、甚至發炎，感到好不困擾。

　　痘痘雖不分男女，但以女性居多。很多女生就算過了青春期，荷爾蒙還是呈現紊亂狀態，這就容易引發「成人痘」。成人痘是因為體內雄性荷爾蒙過高，皮脂腺分泌旺盛，毛囊開口角化，讓皮膚變得粗糙出油，於是皮膚抵抗力變差，痤瘡桿菌增生，造成發炎後就長出成人痘了。

　　青春期的青春痘可能是天生荷爾蒙紊亂造成，但成年後，「成人痘」通常是因為飲食習慣、生活壓力或疾病所引起。所以妳應該問問自己，是否油炸物吃太多？或是經常熬夜上火？這些都有可能造成荷爾蒙不平衡喔！

　　中醫古籍上記載著「肺主皮毛」，就是說皮膚的毛病都要歸肺管理。此外，中醫認為成人痘的形成原因可以從「肝氣瘀滯」和「肺熱」兩方面來說。

「肝氣瘀滯」是痘痘的元凶

　　妳可以檢視一下妳最近的生活，是否生活作息不正常、壓力過大、睡眠品質差；或常熬夜，或常常又哭又笑，情緒起伏過大等等？這些都容易造成人體肝氣瘀滯，影響荷爾蒙和皮膚。當然啦，有一些成人痘是疾病引起，如果患有多囊性卵巢症候群（PCOS），體內雄性荷爾蒙過高，也易肌膚粗糙、冒成人痘。這些女生幾乎都屬肝氣瘀滯的體質，而且比較容易肥胖。

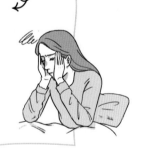

Check

○ 作息不正常
○ 壓力過大
○ 睡眠品質差
○ 常熬夜
○ 常常又哭又笑，情緒起伏過大

「肺熱」常造成膚質粗糙

　　如果妳是經常暴飲暴食、愛吃甜食，或喜歡吃精緻澱粉，經常抽菸喝酒者，這些飲食或生活習慣都容易引起肺熱，讓膚質變糟，變得乾燥、粗

糙、長痘痘等。還有，如果妳太常曬太陽，皮膚過度曝曬在紫外線之下，也是肺熱的來源喔，是成人痘的幫兇。

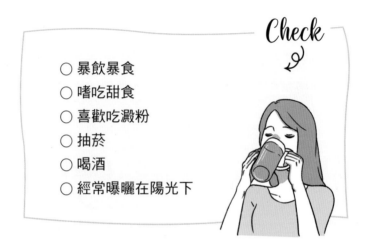

Check

○ 暴飲暴食
○ 嗜吃甜食
○ 喜歡吃澱粉
○ 抽菸
○ 喝酒
○ 經常曝曬在陽光下

這樣做，呵護成人痘痘肌

醫女多年的診療發現，絕大多數的痘痘人都會誤解自己膚質，以為是皮膚太油造成痘痘激生。其實不是喔！痘痘人的皮膚雖然較易出油，但皮膚卻脆弱不堪，因為過度乾燥的皮膚沒有保護層，才會不斷產生油脂，造成皮膚表面出油。所以這時候如果妳只看到表面油象，就拼命地用清潔品或保養品加以控油，殊不知去油去得越嚴重，皮膚就越乾燥，角化更嚴重，

越容易感染長痘痘。

通常成人痘的成因，不外乎是皮膚壓力大，而不是出油，那麼該怎麼保養才正確呢？除了養成良好睡眠習慣，平衡身體內在的荷爾蒙，外在的肌膚保養，最重要的觀念就是「油水平衡」，適度地清潔是用對保養品，而不是只想要鏟油去痘喔！下面醫女就教大家幾個清潔保養的小訣竅吧！

▶ 祕訣 1： **適度清潔**

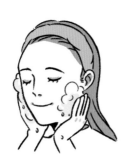

早晚兩次洗臉之後，要馬上補水補油，保護脆弱的成人痘肌膚。洗臉後，皮膚不緊繃才是對的，若皮膚清潔後覺得乾澀，就可能是過度清潔傷到皮膚了。切勿過度頻繁地洗臉，洗去臉上本有的自然油脂。

▶ 祕訣 2： **用對的保養品**

市面上標榜控油的洗臉用品（Oil Free），以及控油化妝水（Oil Control）等等，大多數都含有酒精，會讓皮膚更乾燥。要照護好成人痘的發炎皮膚，請改用敏感肌（Sensitive Skin）專用的洗臉產品及護膚品，不要過度去油和清潔皮膚。

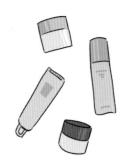

▶ 祕訣 3： 加強保濕

　　痘痘肌形成原因常是由於皮膚過度角化，失去自我保護層而造成發炎，所以洗臉後的第一步就是補水保濕，才能安撫受傷的皮膚。洗完臉後要先上化妝水，化妝水之後也要再塗上一層帶有油脂的保養品，作為皮膚的保護。痘痘肌的男士們就算不喜歡塗抹保養品，也至少要做好保濕，或是塗上少量護膚油加以保護喔！

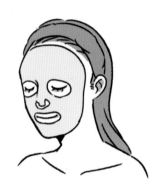

▶ 祕訣 4： 加強防護

　　過度的陽光照射不僅破壞皮膚造成氧化，紫外線也會使痘痘發炎的狀況更惡化。而炎熱的時候滿頭大汗，更會讓細菌到處感染，所以長在臉上的痘痘千萬不要用手觸摸，流汗時更不要用毛巾亂擦，一定要確認毛巾是否乾淨，以免感染發炎造成更多的痘痘。有痘疤的皮膚要避免曬太陽，以免造成黑色素沉澱形成痘印。喜歡戶外運動的痘痘人，要戴帽子遮陽以及記得擦防曬保護皮膚。

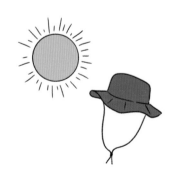

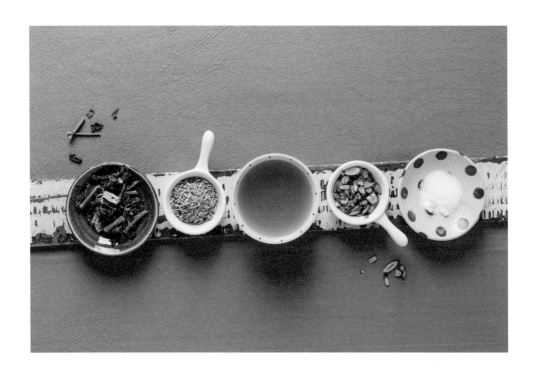

　　成人痘與青春痘大不同，中醫認為青春痘是因為青少年體熱或腸胃濕熱，吃些黃連等清熱的中藥是可以改善的。但成人痘是「肝氣瘀滯」、「肺熱」造成的，若是吃黃連等清熱的中藥，不僅沒有效果還會傷身。「肝氣瘀滯」的痘痘人要注意生活調適，「肺熱」的痘痘人要讓皮膚減壓排毒，再採用中藥內外調理，雙管齊下，效果更好。

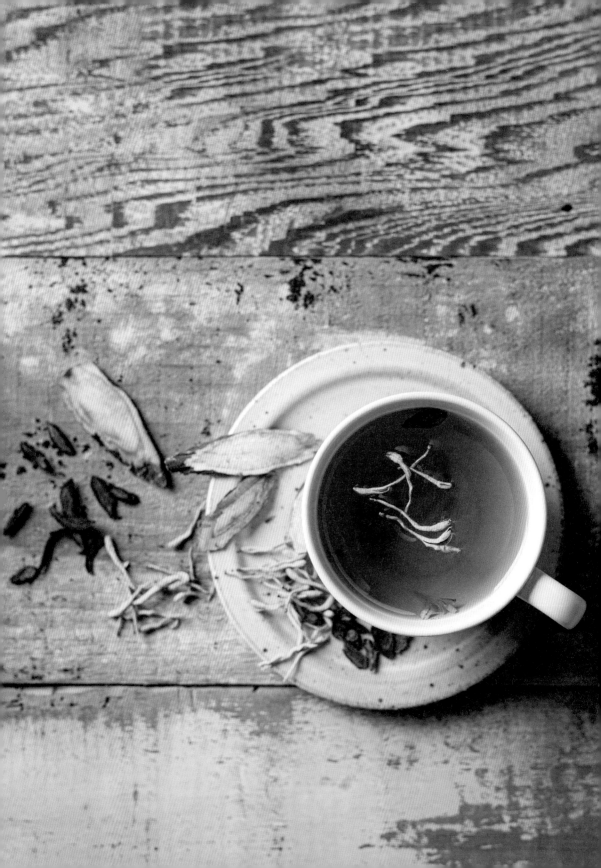

醫女的
食 | 療 | 藥 | 膳

金銀花茶

材料

金銀花 3g，連翹 6g，香附 6g，赤芍 3g，丹參 6g

作法

1. 中藥材稍微沖洗後裝入茶濾袋。
2. 中藥袋放入杯中，加入 500c.c. 熱水沖泡，慢慢飲用完畢即可。

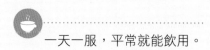

一天一服，平常就能飲用。

延伸保養 ▶ **抗痘面膜**

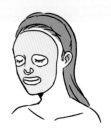

白朮、白芷、白芨、白薇、白蒺藜各 100g 磨成細粉，過篩混勻備用。每次使用時，取 2 茶匙的藥粉，再加入適量的蘆薈膠調勻，洗完臉後敷在臉上痘痘處。約 10 分鐘即可用溫水洗淨，再進行平日的肌膚保養。每天敷臉一次，就可消炎、抗菌、美肌。

保 | 健 | 穴 | 位

早晚洗淨臉後，以乾淨的手指或按摩棒按摩，促進皮膚的代謝新生，也為皮膚增強抵抗力。按摩時要避開痘痘處，每個穴道點穴一分鐘，以產生溫熱或痠脹感為宜。

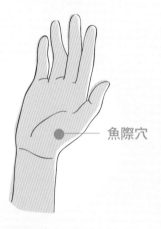

魚際穴

【取穴】位於手掌上大拇指根處肌肉隆起處。

【按揉】拇指垂直皮膚按壓，並旋轉打圈按揉。

曲池穴

【取穴】肘橫紋外側與肱骨（最接近肘橫紋的骨節）連線中點。

【按揉】手指垂直皮膚按壓，並旋轉打圈按揉。

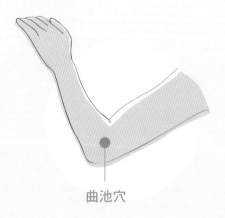

曲池穴

印堂穴

【取穴】兩眉頭連線中點。
【點按】手指抵住骨頭深按,垂直皮膚按壓。

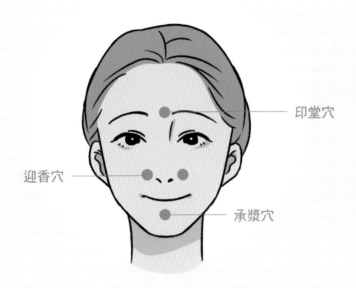

印堂穴

迎香穴

承漿穴

迎香穴

【取穴】鼻翼外緣中點旁,亦即鼻孔
　　　　外側溝處。
【按揉】手指垂直皮膚按壓,並旋轉
　　　　打圈按揉。

承漿穴

【取穴】下唇溝正中凹陷處。
【點按】手指抵住牙齦深按,垂直皮
　　　　膚按壓。

02

頭痛好多種，
你是哪一種？

重點提示

01 ▶ 頭痛像是提醒小鈴鐺，告訴你「你快生病了」。

02 ▶ 頭痛可以是壓力、沒睡飽、感冒等不同原因所引
起，更有許多種痛法。

03 ▶ 中醫治頭痛，可以從膽經、肝經、膀胱經、胃經
等不同經絡著手治療。

「頭痛」應該是每個人都曾有的經驗吧?!你常頭痛嗎?還是偶爾會犯頭痛呢?大家形容一件事不好辦時,也常用「很頭痛」來表示「傷腦筋」的意思。但是身體上的「頭痛」其實很不好受!

你是不是發現頭痛的原因常常很不明,有時候連肩頸痠痛都會牽連出頭痛來。因為「頭痛」是一門複雜的痛症,不僅僅是痛的感覺最多元,有各種痛的形容:像是刺痛、鈍痛、悶痛、隱隱作痛、緊痛,或是空痛等等。而引起頭痛的原因更是百百種,像是太冷或太熱、沒睡飽、壓力大、脖子緊、或者是感冒、過敏、中暑、吃太多⋯⋯以上等等,都可能引發頭痛。

中醫定義的頭痛類型

中醫依據頭痛的部位,又將頭痛分為「膽經頭痛」、「膀胱經頭痛」、「肝經頭痛」和「胃經頭痛」,下面我們就來看一下這些頭痛病徵。

1.「膽經頭痛」

「膽經頭痛」就是我們常說的偏頭痛。在頭部兩側太陽穴附近或上方產生疼痛,可能是一邊或雙邊,還會蔓延至耳後。引發膽經頭痛的因素,經常是月經來、血虛、沒睡飽或是勞累過度引起的。

2.「膀胱經頭痛」

「膀胱經頭痛」就是全頭痛，有可能從頭頂到後腦勺都痛。有人形容就好像戴了一頂沉重的安全帽，轉頭的時候還會覺得頭腦裡面空空的。感冒、過敏、鼻塞、或者忽冷忽熱等，常會引起膀胱經頭痛。此外，中暑時也會出現頭痛、脖子僵硬的現象，這些都屬於「膀胱經頭痛」。

3.「肝經頭痛」

「肝經頭痛」就是巔頂痛，頭頂正上方頭痛，而且覺得冷。巔頂痛是中醫特有名詞，而且還很常見！有些時候你受寒了，不一定會感冒或鼻塞，而是先出現全身發冷以及頭頂痛的症狀。所以長期待在冷氣房或冷凍庫裡工作的人，很容易犯此肝經頭痛。

4.「胃經頭痛」

「胃經頭痛」就是前額疼痛，同時也覺得頭部昏沉脹痛。當你吃太飽、喝酒宿醉等，都屬於此型。

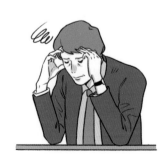

西醫定義的頭痛類型

而西醫上所定義的「頭痛」就簡潔了，有緊張型頭痛（Tension Headache）、偏頭痛（Migraine）等，還有少數是因疾病及腫瘤壓迫所引起的，會伴隨噴射性嘔吐的頭痛、或者腦瘤引起的頭痛等等。

若是你經常頭痛，而且一週至少超過 2-3 次以上，請一定要趕快去醫院檢查，因為不僅你家人會擔憂，醫生會比你更想找出原因！若是排除病因，只是偶爾的單純性頭痛，歡迎你繼續看下去。

中醫上對於頭痛的治療

中醫針對「頭痛」有各種不同的治療方式，可以吃中藥止痛，像是通竅逐瘀湯、川芎茶調散、桂枝湯等等，也可以利用穴位針灸或是按摩止痛，面對這麼多的治療方式，讓醫女來簡明扼要地為你的頭痛解鎖。

▶ 保養重點 1：**注意保暖**

如果你是容易受寒或感冒過敏的人，無論是肝經頭痛或是膀胱經頭痛，請不分冬夏都要隨身準備圍巾或帽子，為頭部和頸部保暖。尤其是夏天要

進入冷氣房裡的時候，更要小心預防。

▶ 保養重點 2： **多喝溫開水**

如果是因為天氣暑熱就容易犯頭痛的人，可以用手指敲頭部的穴位幫助排汗，或者多喝溫水來促進排汗，但是記得千萬不要冰敷或是喝冰飲喔，以免更易引發頭痛。

▶ 保養重點 3： **少飲酒、不吃太飽**

因為你經常因為吃太飽或是喝酒宿醉而引起「胃經頭痛」，這種情況醫女就不用再殷殷囑咐了吧？因為聰明的你早就知道怎麼做了，如果腸胃無法負擔就不能吃得過多，每餐都吃 7-8 分飽就夠了，而當然酒也得少喝，或是每次只喝適量。

▶ 保養重點 4： **中藥茶飲可預防頭痛**

如果是月經來、血虛、沒睡飽或是勞累過度引起的「膽經頭痛」，或是感冒受寒引起的「肝經頭痛」，或是血虛、疲勞的人，都可以喝川芎桂圓紅棗薑茶和桂枝薑茶來緩解，「膀胱經頭痛」也可飲用桂枝薑茶，平常飲用也有助於保養預防。

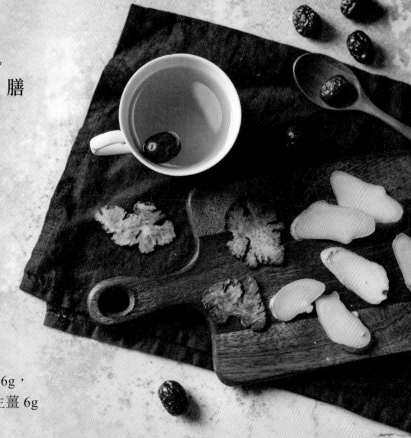

川芎桂圓
紅棗薑茶

材料 川芎 9g，桂圓 6g，
紅棗 5-6 顆，生薑 6g

作法
1. 中藥材稍微沖洗；薑洗淨切片。
2. 中藥、薑片放入杯中，加入 500c.c. 熱水沖泡，慢慢飲用完畢即可。

一天一服；膽經頭痛、肝經頭痛、血虛、疲勞者可使用。

延伸藥膳 ▶ **桂枝薑茶**

【材料】桂枝 9g，生薑 12g
【作法】1. 桂枝稍微沖洗；薑洗淨切片，一起裝入茶濾袋中。
　　　　2. 茶濾袋放入杯中，加入 500c.c. 熱水沖泡，慢慢飲用完畢即可。

膽經頭痛、膀胱經頭痛、肝經頭痛皆適用。感冒、過敏鼻塞、受寒的人者要溫熱飲用。

醫女的
保 | 健 | 穴 | 位

頭痛的時候，若有人可以幫忙按摩一下最舒服了！除了手指點穴，還可以用手指梳頭、手指敲頭、或是用梳子按摩整個頭部和頸部。也可試試頭部刮痧，使用按摩油搭配刮痧，在風池、太陽、印堂等處輕輕刮痧，舒緩頭痛。

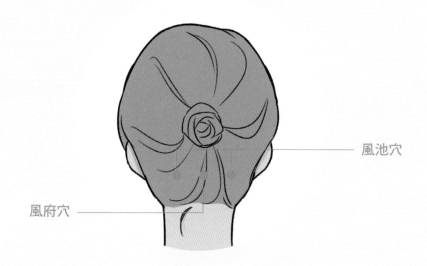

風池穴

風府穴

風府穴

【取穴】兩側風池連線的中點，後頭
　　　　骨正下方凹陷處。

【按揉】拇指抵住枕骨，並旋轉打圈
　　　　按揉。

風池穴

【取穴】頸後枕骨下兩側凹陷處，以
　　　　掌心包住耳朵，十指張開，
　　　　拇指所觸之處即是。

【按揉】拇指抵住枕骨，並旋轉打圈
　　　　按揉。

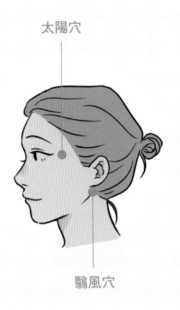

太陽穴

翳風穴

太陽穴

【取穴】於頭部兩側，眉尾和外眼角
　　　　向外凹陷處。
【按揉】拇指垂直皮膚按壓，並旋轉
　　　　打圈按揉。

翳風穴

【取穴】位於耳垂後方，耳後高骨和
　　　　下頜角之間的凹陷中。
【點按】手指深按，垂直皮膚按壓。

印堂穴

【取穴】兩眉頭連線中點。
【點按】垂直皮膚按壓，手指抵
　　　　住骨頭深按。

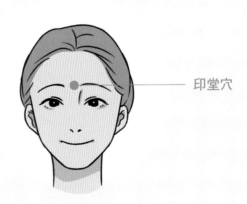

印堂穴

03

花樣年華就忘東忘西，
是癡呆還是健忘？

重點提示

01 ▶ 健忘不是癡呆，孕婦、忙碌者都可能一時記憶力
衰退。

02 ▶ 健忘是一種虛症，心脾氣虛或心腎兩虛都是健忘
的主因。

03 ▶ 健忘可以靠食物和運動來調整，讓腦力重新回復。

　　剛滿 30 歲的小兔，最近忙得不得了。由於她是復健師，一週要工作六天，為了配合患者的時間，要來回跑三個不同的診所，下了班回到家，還不時要幫家人或朋友免費服務一下。尤其現代人工作高壓，電腦手機用得兇，有哪個人不會偶爾有手腕、肩膀、肌肉痠痛的小毛病？大家都知道找小兔幫忙就對了。然而如此受歡迎的小兔，同事們開始發現她最近有點不對勁，每天穿梭趕場的她，不僅說話恍神、心不在焉，記性也變得很差，常常一轉身就忘了剛剛想要做什麼，而忘記帶鑰匙、錢包出門，更是常有的事。

　　才 30 歲喔！名校畢業的小兔，讀書考試難不倒她，職場上也很有能力，舉一反三，適應力強，但是卻常常被叫做「生活白痴」，東西放到不見、時間安排混亂也就算了，但是記憶力明顯變差這件事，真的有嚇到她！買午餐的時候才發現錢包忘了帶，開車時也忘了帶駕照，常常快到目的地時才想起，今天不是約這裡！如此飛車匆忙來去，真是令人擔心！

健忘不等於失智或癡呆

　　在中醫裡，有「健忘」、「善忘」這兩個名詞，講的是同一件事。無論是「健忘」還是「善忘」，都不是指人的歲數漸長而出現的「失智」或「老人癡呆」，而是指年紀還沒開始變老，就已經出現的記憶力衰退。在醫女

的門診裡，有許多孕婦或是不到 30 歲的年輕人，很擔心自己「健忘」的徵兆：「醫生，我是不是變笨了，我有機會變回原來的我嗎？」

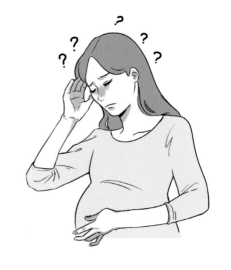

華人說「一孕傻三年」，其實外國人也有這種說法，叫做 Baby Brain。準媽媽健忘善忘是有臨床研究的，其實媽媽們並不是變笨，而是「認知能力」下降，例如短期記憶力減退、語言能力變差、注意力較難集中等等。根據研究指出，懷孕婦女的確會有大腦灰白質減少的跡象，但這是什麼原因造成的呢？像是荷爾蒙波動、壓力變大、睡眠短少等都有可能，至今研究沒有定論。但是可喜可賀的是，「孕傻」並不會造成智商下降，而且是可以恢復的，更不用花到三年。

太忙碌導致「心脾氣虛」

至於有些人並沒有懷孕，而也開始懷疑自己變笨者，像是某些中年人甚至年輕人，發現自己最近變得健忘或恍神，就要注意自己是不是中醫所說的「心脾氣虛」了。

　　《嚴氏濟生方 · 驚悸怔忡健忘門》：「夫健忘者，常常喜忘是也，善脾主意與思，心亦主思，思慮過度，意舍不清，神宮不職，使人健忘。」《丹溪心法 · 健忘》：「健忘者，為事有始無終，言談不知首尾，……此證皆由憂思過度，損其心胞，以致神舍不清，遇事多忘，乃思慮過度，病在心脾。」

　　上面這段醫女來幫大家翻譯一下：不到老人歲數的「健忘」，其實就是「太、忙、了！」除了體力忙，更重要的是心力交瘁！用腦過度、思慮太多、以至於造成恍神、注意力不集中，問題在於中醫所說的心脾兩臟，因為太操勞造成心脾氣虛，就會變相成「健忘」。

　　總而言之，「健忘」是一種虛證，思慮過度心脾氣虛、懷孕產婦血氣耗損、久病者精血虛弱、或者更年期心腎兩虛，都可能導致記憶力減退的「健忘」。更有因情緒驚嚇而導致的短期健忘失智，但這種情形比較特殊，醫女不在此述，如果有這樣的狀況請一定要找專業醫師幫忙。

　　那麼我們說的太忙太累所引起的「健忘」虛症，自己可以調理嘛？要如何做才能找回記憶力呢？

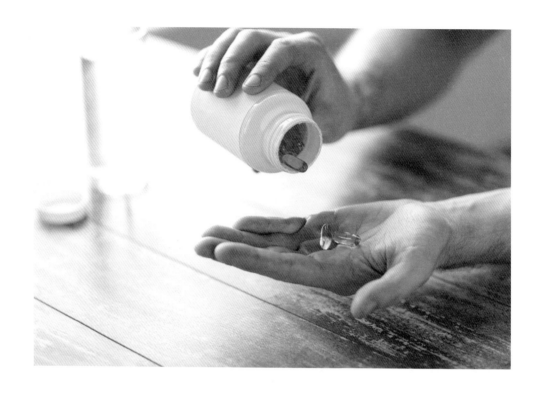

這樣做，補腦增強記憶力

▶ 大補帖 1： **補充好油**

多吃好油脂可以補腦、健腦，可以吃魚油（Fish Oil）補充 DHA、活化腦細胞。而亞麻仁油（Flaxseed Oil）裡的 ALA 也可轉換成 DHA，非常適合素食者使用。很多食用油裡面含有 Omega-3，它屬於不飽和脂肪酸，可以有效營養腦細胞。另外，多吃核桃（Walnut）補腦也是受到中醫以及歐

美自然醫學肯定的，不僅是「以形補形」，更因為核桃中含有豐富的卵磷脂等，是補腦的好油脂。

▶ 大補帖 2： **補充銀杏葉**

　　忘東忘西時，是不是常常聽人家開玩笑說：你該吃銀杏了。所謂銀杏（Ginkgo Biloba）補腦，指的是「銀杏葉」的部分，而不是銀杏的果實白果喔！銀杏葉可以改善末梢循環、增強腦部以及四肢血流，已經獲得醫學研究上的肯定。不過銀杏葉無法直接攝取，萃取物的使用在台灣也仍受爭議，不可自行購買服用。

▶ 大補帖 3： **規律運動**

　　運動可以幫腦部補充新鮮的氧氣，以活化腦細胞。所以養成規律運動的習慣，可使大腦神經元得到應有的滋養，對身心都有幫助，還可藉此緩解過於焦慮的情緒，讓腦子放鬆一下。

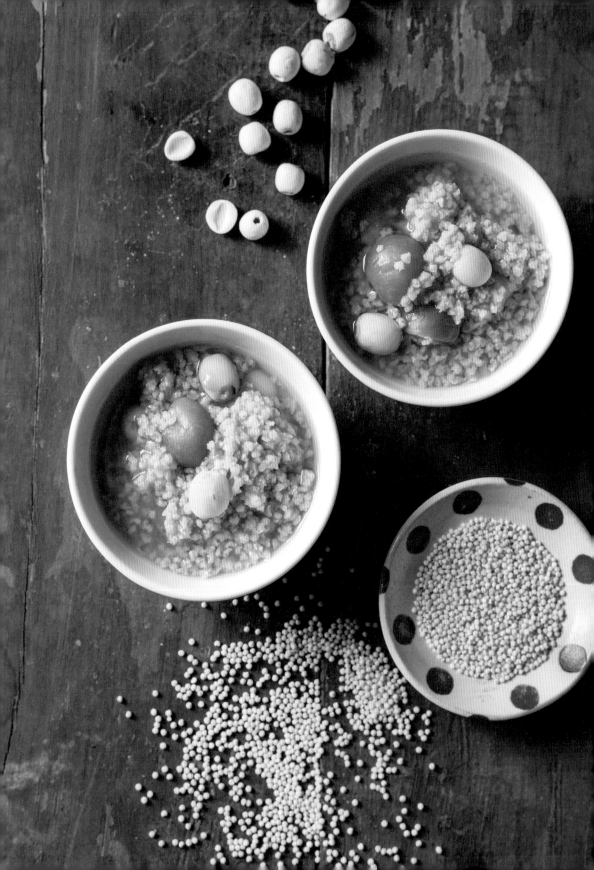

醫女的

食 | 療 | 藥 | 膳

龍眼蓮子粥

材料
: 龍眼（桂圓）30g，蓮子 15g，白米、糯米或小米三選一，也可以混搭 1 杯，黑糖少許

作法
: 1. 蓮子稍微沖洗；米 1 杯洗淨。
2. 上述食材加上兩倍的水一起煮熟。
3. 煮好後可以加一點黑糖提味。

一天一服，平常就能飲用。《神農本草經》記載龍眼肉「主安志，厭食，久服強魂魄，聰明。」桂圓補氣安神；蓮子補中養神益氣，所以多吃龍眼蓮子粥可補腦養心。

延伸藥膳 **核棗糕**

核棗糕是用核桃、黑棗做成的軟糖，加上龍眼肉、麥芽糖等調味，可補氣血，安心腎。

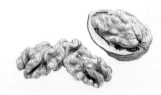

保 | 健 | 穴 | 位

以下的穴位可以提神健腦，經常按摩對於健忘、記憶力變差、專注力
不夠、恍神的情況都能改善。

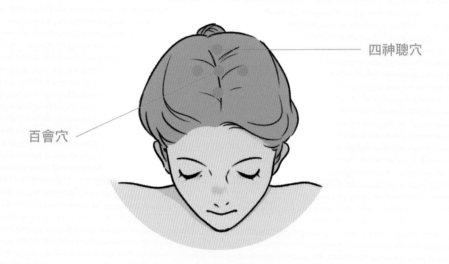

四神聰穴

百會穴

百會穴

【取穴】頭頂正中央，兩耳尖向上連
　　　　線處。
【按揉】手指垂直皮膚按壓，並旋轉
　　　　打圈按揉。

四神聰穴

【取穴】先找到頭頂正中央，兩耳尖
　　　　連線處的百會穴，前後左右
　　　　一個拇指寬處，就是四神聰
　　　　穴。
【按揉】手指垂直皮膚按壓，並旋轉
　　　　打圈按揉。

太陽穴

【取穴】於頭部兩側,眉尾和外眼角
　　　　向外凹陷處。
【按揉】拇指垂直皮膚按壓,並旋轉
　　　　打圈按揉。

太陽穴

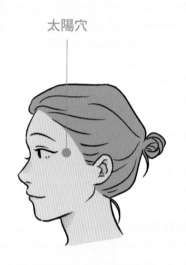

印堂穴

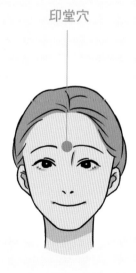

印堂穴

【取穴】兩眉頭連線中點。
【點按】垂直皮膚按壓,手指抵住骨
　　　　頭深按。

04

只是嘴破了一小口，
怎麼那麼痛

你有沒有這樣的經驗？吃飯或講話的時候不小心咬到嘴皮，當下痛得要命不說，留下的傷口讓你連喝水都痛，晚上睡覺時轉頭壓到還會痛醒。或者是你最近讀書或工作壓力大、沒睡好，嘴巴裡開始長了一些小小的圓形潰瘍，有時還兩、三個連成一片，傷口越變越大；或者是舌頭上起水泡，講話或咀嚼時一碰就痛。

阿嬤的配方：用鹽巴漱口

醫女小的時候每次嘴巴破皮，也就是中醫所稱的「口瘡」，奶奶總是會教我用溫水加入一小撮鹽巴漱口，或者乾脆直接將食鹽抹在口瘡上，說是消炎。我想，所謂的「在傷口上灑鹽」絕對就是這個境界吧！？口瘡一抹上鹽，局部會痛到發麻，卻有一種奇異的爽感，然後再用水漱掉鹽巴後，傷口就已經麻痺無痛感了！也因此可以睡上一個好覺。

後來台灣進口了一種中藥粉「西瓜霜」，頓時成為我們兄弟姊妹之間最搶手的小噴瓶。只要嘴巴一破皮，噴上一些西瓜霜，馬上就會舒服許多，一天噴個五六次，總是能消去嘴巴裡那股火氣。西瓜霜的成分中含有硼砂、黃柏、黃連、冰片、大黃、黃芩、甘草、薄荷腦等，當然比在傷口上灑鹽好得多，還有點涼涼的，緩解傷口的不適。不過也因為它含有冰片、硼砂

等成分，有些人會引起身體過敏，還是要小心使用。

「口瘡」成因是上火的熱象

　　「口瘡」在中醫裡，絕對是屬於上火的熱象，但是中醫談上火也分「實熱」、「虛熱」，兩種的解熱治法會有不同。口瘡一出現，大部份的人可能直覺會選擇喝苦茶、涼茶，或者是吃龜苓膏，不出兩三天，破嘴或許就好了。但是這招卻不適用於虛熱的人破嘴巴喔！虛熱上火者若是不懂原理而服用了寒涼的苦茶、龜苓膏之類的涼藥，會造成腹瀉、腹痛不說，還有可能會傷到元氣，整個人全身上下感到說不出的虛弱無力，破嘴還沒好，卻傷到元氣了。要如何辨認是「實熱」的口瘡還是「虛熱」的口瘡呢？

1、「實熱型」口瘡

　　實熱型口瘡大部份都是因為咬到而破皮，嘴巴破時會感到熱、腫、痛。若你最近吃較多上火的東西，像是燒烤、炸物、火鍋、麻辣花生等，或是暴飲暴食、常常忘了喝水，導致身體裡火氣大，中醫稱為「火性上炎」，火氣會燃燒在頭面部，特別是造成口腔內部和舌頭紅腫，於是容易動輒咬到嘴皮就破。實熱型的人，除了易生口瘡之外，也常會伴隨有便祕、小便黃熱、口臭等症狀。

2、「虛熱型」口瘡

　　如果你自覺最近壓力大、常熬夜、沒睡好覺者，是不是沒有特別咬到嘴皮，卻不知不覺中就破皮了，這些人大部分都是屬於虛熱型。有些女生還會因為月經來潮，變得比較容易破嘴。虛熱型的口瘡傷口雖然疼痛，但還算可以忍受。翻開你的嘴唇看看，白色圓形的口瘡是低於口腔黏膜的，傷口附近應該是呈現淡淡的粉紅色，沒有出現紅腫。虛熱型者，身體熱象像是燒在皮膚，常會感到心煩氣躁、睡不好，也經常口乾舌燥。

　　苦茶、涼茶、青草茶、龜苓膏等，都是「實熱型」口瘡的好朋友，可用來解熱降火，加速口瘡癒合。但一旦口瘡痊癒了就要停用，因為喝太多寒涼飲料可是會傷到正氣的。至於「虛熱型」口瘡的好朋友，則是多喝水，因為虛熱體質不宜多喝降火之品，要記得補水滋陰才是消虛火的正解。

這樣做，可加速「口瘡」痊癒

　　嘴巴破看似不會立即危害健康，很多人就會忽略它，但其實嘴巴破長口瘡時真讓人感到煩躁難耐，心情不太美麗，要如何做才能讓傷口痊癒的比較快呢？

▶ 祕訣 1： **多喝水**

多喝水之外還要搭配服用維他命 B 群或維他命 C。

▶ 祕訣 2： **避免吃辣**

不吃辣、別喝熱湯以免刺激傷口，吃完飯後要漱口，保持口腔清潔。

▶ 祕訣 3： **好好睡覺不熬夜**

睡好覺可以讓身體有力氣啟動恢復機制，傷口自然會好得快。

▶ 祕訣 4： **口瘡外用中藥**

可以使用西瓜霜、青黛粉、吹喉散、雲南白藥等，於每次清潔漱口後，直接在患處敷上中藥粉，就會有消腫解熱止痛的效果。

▶ 祕訣 5： **口瘡內服中藥**

可服用黃蓮解毒湯、黃連上清片等藥粉，但要注意的是，此類中藥虛熱上火的體質不適用，容易腹瀉、傷元氣，請勿病急亂投藥。

一般的口瘡大約 7-10 天就會痊癒，但是如果你的口瘡一直久久沒全好，或是老是反覆發作於口內同一區域，就可能涉及貝歇式症（Behcet's disease）或是口腔癌變，一定要提高警覺及早就醫治療。

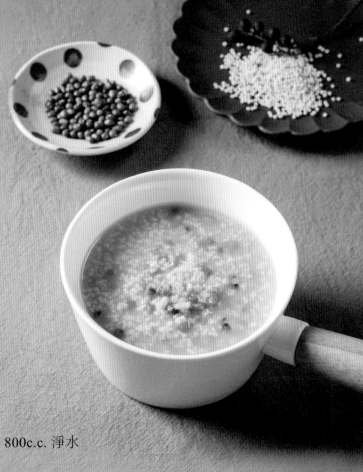

綠豆小米粥

材料　小米 90g，綠豆 60g，800c.c. 淨水

作法

1. 小米、綠豆清洗，綠豆可浸泡 1 小時。

2. 小米、綠豆加水一起熬成粥。待放涼之後服用一小碗，也可加一點冰糖提味。（小米也可以用糯米、燕麥、糙米等替代。）

🥣 這兩道簡單食療，虛熱、實熱兩者都適合，是較溫和的清熱法。

延伸藥膳 　**蒲公英茶**

【材料】
蒲公英 6g，300c.c. 熱水

【作法】
1. 將 6g 連花帶葉的乾燥蒲公英裝在茶濾袋裡。
2. 需要飲用時，茶包放入 300c.c. 的熱水中浸泡，約 20 分鐘後放涼了即可服用，清涼消火。

🥣 一天一服，口瘡時服用。

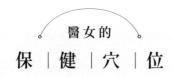

嘴巴破皮雖然外表看不出來，但是吃東西的疼痛感會影響日常飲食，當你感到實在很痛時，可以按摩以下穴位各約 30 秒，減緩口腔的疼痛感。

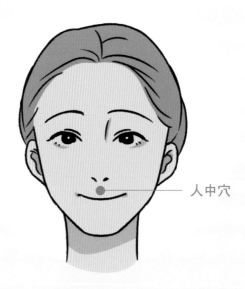

人中穴

人中穴

【取穴】位於上唇與鼻子間的鼻唇溝正中間，上三分之一與下三分之二交接處。

【按揉】手指垂直皮膚按壓，並旋轉打圈按揉。按摩時只要手指一按上去，肯定已經按到穴位，不用管甚麼三分之一三分之二。

合谷穴

【取穴】位於一、二掌骨間，將大拇
指食指用力併攏，肌肉最高
點即是。

【點按】垂直皮膚往下按壓，拇指食
指可內外一起對按。

曲池穴

【取穴】肘橫紋外側與肱骨（最接近
肘橫紋的骨節）連線中點。

【按揉】手指垂直皮膚按壓，並旋轉
打圈按揉。

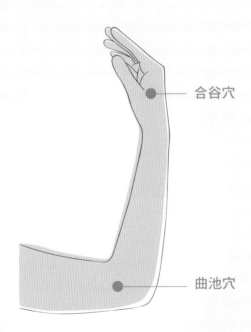

合谷穴

曲池穴

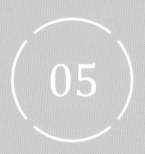

05

月經來潮時的乳房脹痛，
只有女生才懂

重點提示

01 ▸ 月經前會有乳房脹痛、乳房結塊，一碰就敏感疼痛，這是「經行乳房脹痛」。

02 ▸ 壓力、繁忙會加重經行乳房脹痛，而且造成情緒不佳。

03 ▸ 經行乳房脹痛屬於「肝氣鬱滯」所致，透過中醫調理和穴位按摩是有救的。

「經行乳房脹痛」，女生才明白的痛

應該有很多女生，都曾有這樣的不爽快經驗，每個月月經來臨之前，兩邊乳房會脹得難受，甚至一碰就痛。醫女小學六年級時，初經來到，和大家一樣，我當時也還懵懵懂懂，搞不清楚怎麼回事，除了學生裙裡裝著胖胖的衛生棉讓我很不自在外，更不開心的就是乳房痛。在一次下課鈴響時間，同學們擠進福利社買麵包，我被人群擠得正面撞上櫃檯，這一撞讓我眼淚都掉下來！我的胸部只是輕輕被擠壓就疼痛難耐，這是只有女孩們才知道的痛！

月經來臨之前幾天至一週，女生胸部會有脹痛感，就是中醫所謂的『經行乳房脹痛』。平常柔軟的乳房，在此時會有很多或大或小的結塊，結塊觸碰會痛，乳頭也會痛或癢，變得比較敏感。而月經一旦來臨，這些症狀就會開始消失。這種穿胸罩會痛、睡覺翻身壓到也會痛醒的『經行乳房脹痛』，到底是怎麼回事？

西醫認為，這是經前症候群 PMS 的症狀之一，只能忍耐，無法根治。中醫認為，『經行乳房脹痛』其實屬於「肝氣鬱滯」的症狀，是可以藉由調理體質而加以改善的。

『乳頭數肝，乳房屬胃』，是中醫經絡理論的說法。中醫所說的十二經絡，足厥陰肝經會經過乳頭，而足陽明胃經則會貫穿整個乳房，因此乳房的健康，與肝經和胃經有關。而在臟腑理論裡，因為『肝主疏泄』，所以月經來時，肝經還要幫忙腹部的子宮製造月經，所以肝經氣血會集氣在下方小腹，以至於上方肝氣不足時，乳腺就會開始不通暢，乳房就會有結塊，進而產生疼痛。

　　而這些每逢月經來時就肝氣不足，「肝氣鬱滯」幾乎是很多女生都會遇到的問題。從十幾歲的女孩到五十幾歲的女人都會有，每個月都要來一次，短則幾天長則一週，所以女生們要特別注意好好調理「肝氣鬱滯」，不要讓這些乳房脹痛造成我們心情不美麗。

　　『經行乳房脹痛』是會好的，透過疏通肝氣，讓它不鬱悶、氣血順暢，月經來時就不會讓乳房卡住產生結塊，乳腺通暢就不會痛。醫女要提醒妳，除了提供養生茶和穴位按摩，有三件事要先注意：

▶ 祕訣 1： **經期間請儘量放輕鬆**

　　女生每逢月經來時，身體的工作量本就會加重，身體不適是其一；加上「肝氣鬱滯」的女生比較容易有 PMS 經前症候群，因此情緒失調是其二。所以女孩們，在自己月經將至前幾天，就不要把自己搞得太忙太累，適當

地休息有助於減輕『經行乳房脹痛』。

▶ 祕訣 2： **經期間請好好吃飯**

　　我知道有很多減肥的女孩們，平常都很努力節食，當妳經期來時請不要堅持節食，當然也不要暴飲暴食。心情不好、乳房疼痛時，可以多喝溫熱飲料、洗熱水澡，肝的氣血會比較順暢，就能減少乳房脹痛不適感。

▶ 祕訣 3： **多注意乳房腫塊是否消失**

　　月經前乳房脹痛，通常在月經結束後就會自然消失。如果乳房內的結塊，在月經結束後並未消失，而是一直存在，這時候就建議妳一定要去找醫生做乳房檢查，千萬不要以為這是正常現象就忽略它。

　　如果以上生活的保養都做到了，我們就可以用以下的養生茶和穴位按摩來加強，除了可以減少月經乳房脹痛，偷偷說，還可幫助胸部升級 up up 喲！

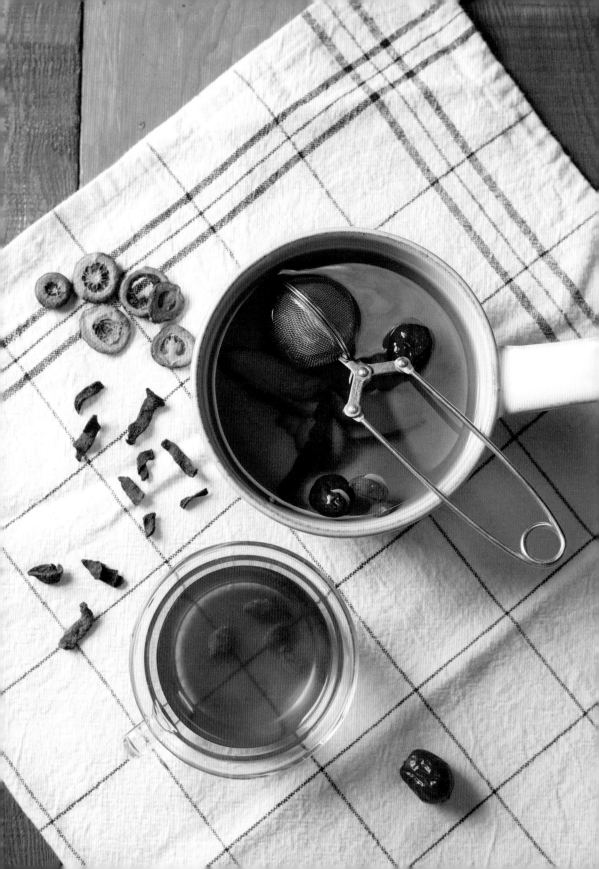

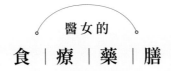

醫女的

食 | 療 | 藥 | 膳

舒胸茶

材料 | 陳皮 6g，枳實 6g，香附 6g，王不留行子 3g，甘草 3g、枸杞 3g、紅棗 3-6 枚，淨水 1000c.c.

作法 | 1. 陳皮、枳實、香附、王不留行子、甘草稍微清洗過，用茶濾袋包好；枸杞、紅棗備用。

2. 把所有藥材加入淨水 1000c.c. 煮開，水滾後再煮 10 分鐘即可關火。

一天一服，月經前胸部開始脹就可服用，月經期間也可服用。

月經來臨前一週,即還沒開始乳房脹痛時,就要預先按摩疏通乳腺,每天至少一次,直到乳房鬆軟無痛為止。每晚沐浴後是最好時機,趁氣血循環佳、心情放鬆的時候按摩,可先從以下的穴位開始,最後再用手掌輕揉整個乳房。每天定時按摩 5 分鐘,保養胸部健康又可美化胸型!

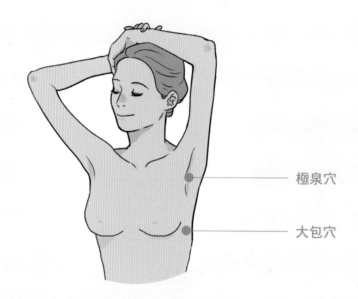

極泉穴

大包穴

極泉穴

【取穴】位於腋窩頂點,有脈搏
　　　 跳動處。
【撥筋】用四個手指從腋下撥到
　　　 乳房處。

大包穴

【取穴】腋下中線上,位於第六
　　　 肋間隙。
【按揉】手掌垂直皮膚按壓,並
　　　 旋轉打圈按揉。

俞府穴

【取穴】找到鎖骨內側骨節，再向外測量三指
　　　　寬，位於鎖骨下緣即是。
【按揉】手指垂直皮膚按壓，並旋轉打圈按揉。

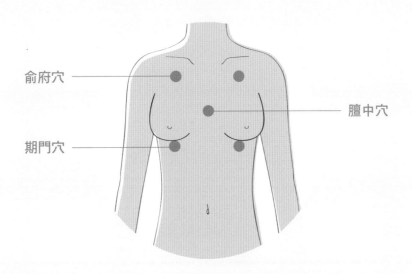

俞府穴

膻中穴

期門穴

期門穴

【取穴】乳頭正下方，第六肋間隙。
　　　　女生在乳房下緣，男生的乳
　　　　頭在第四肋間隙，向下兩個
　　　　肋間隙即是期門穴位置。
【按揉】手掌垂直皮膚按壓，並旋轉
　　　　打圈按揉。

膻中穴

【取穴】身體前正中線，兩乳頭連線
　　　　中點。
【按揉】手指垂直皮膚按壓，並旋轉
　　　　打圈按揉。

06

嗯嗯大不出來，
便祕怎麼解？

01 ▶ 「便祕」是指一週排便少於三次、硬便、或排便困難。

02 ▶ 壓力、飲食不均衡、少喝水，這三位都是便祕的好朋友。

03 ▶ 找出自己便祕的原因，才能對症下藥。

在藥妝店裡一字排開陣仗浩大的暢銷品中，並非只有美妝保養品而已喔，相當讓人驚訝的是，大家一手一手買的居然是「便～祕～藥！」從纖維粉、軟便劑、益生菌、酵素、甘油球、灌腸療法，到各式各樣的維他命、保健食品和中藥，大家的心裡都有個迷思，覺得通便排毒好重要！彷彿只要腸道一通，排便一解鎖，我們整個人也就會內外乾淨溜溜。

「便祕」相當讓人感到困擾

如果你問我：「上廁所真的很重要嗎？」當然！尤其是對於愛美的女人而言，不上廁所＝不排毒＝長痘痘＝皮膚變差＝變醜。無法順利排便的身體是沉重的，心情也是黏滯的，更不用說體重了，你會覺得滿肚子廢物，欲除之而後快。到底便祕是不是一種病呢？

其實很多人並沒搞懂何謂「便祕」，或是只知道其一。「便祕」是指糞便滯留在腸內過久，排便間隔時間延長，或糞便乾結，排出困難。此外，排便間隔時間雖未延長，但仍排便不暢有困難，也符合「便祕」的定義。

你也會「認馬桶」嗎？

　　很多人出門在外，人不僅會認床，屁股更會認馬桶。人們如果偶爾出現「便祕」的症狀，例如外出旅行時排便不順，那就是暫時性的「便祕」，通常一回到家，使用自己的馬桶，也就恢復正常了。

　　那麼真正的「慢性便祕」又是什麼情形呢？「慢性便祕」的定義為：一星期內排便次數少於三次，而且有大便偏硬或排便困難的症狀，已經持續一個月以上。

　　「便祕」不僅會讓身體肚子鼓脹不舒服，大腹便便不說，還會導致腸鳴脹氣、痔瘡加重、臉上亂冒痘、皮膚粗糙泛油，甚至讓免疫系統變弱。而長期慢性排便不順，或便祕與腹瀉輪流的「腸躁症」，更有可能刺激引發腸道疾病，甚至發生腸癌。

　　很多人都以為大人容易便祕，其實小孩子也會有，只是小孩的便祕比較難界定。因為從嬰兒到青少年，他們的排便頻率比較不規律，從一天多次到多天一次都有可能，而且不是每個人都每天定時定量排便無阻。所以若是孩子偶爾兩、三天不大便，先不用過於緊張，觀察一陣子再說。

　　中藥裡各式各樣的潤腸通便茶一向很暢銷，大人可以試試。至於孩子

們的便祕，可以用蜂蜜、牛奶等食材來幫助潤腸通便，早起喝一杯溫牛奶或蜂蜜水，沒多久就會跑廁所了。

引發「便祕」有三大要素

一般人說到「便祕」的原因，最先想到的就是蔬菜吃不夠，纖維攝取不足。其實不只是這樣。一般便祕發生的原因有三個要素，①壓力導致、②纖維質攝取不足、③水喝不夠。這三個因素可謂是「便祕三冠王」，尤其是壓力，更是凌駕於二者之上。也就是說，就算你吃了足夠的蔬菜、喝了夠多的水，只要壓力山大，你也是會便祕的。

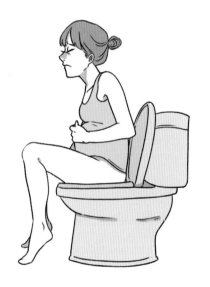

▶ 要素 1： **身心壓力過大**

「壓力」真的是導致便祕的第一名。壓力容易造成身體腸道蠕動變慢、排便困難。還有像是環境的改變，包括搬家、去外地工作，甚至是旅行等等，都會影響排便。如果生活有較大改變，例如上大學、換工作、結婚、

離婚等，也可能會引起便祕。女人的懷孕更是，由於身心壓力增加，加上胎兒長大會壓迫腸道，也常常造成孕婦慢性便祕。

▶ 要素 2：**蔬菜纖維質攝取不足**

　　纖維質要攝取充足，這絕對是緩解便祕不可或缺的好幫手。依據體重的不同，每人每天至少要服用 3-5 個拳頭份量的蔬菜。至於不愛吃菜難搞的小孩，只要一整天中有攝取足夠的蔬菜即可，不要三餐都強迫餵食蔬菜，反而會造成孩子的排斥心態。

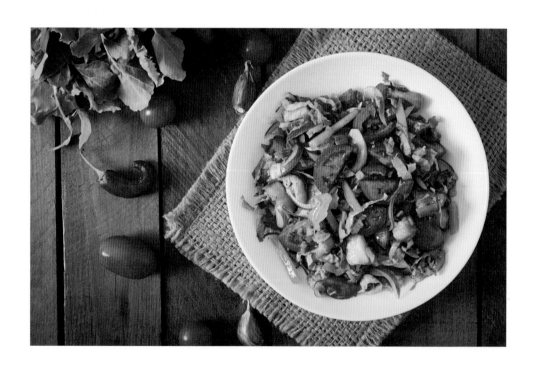

　　還有，大家最常問的問題就是：「水果可不可以治便祕？」有些水果對於便祕是真給力，像是香蕉、奇異果、火龍果、鳳梨等，因為都含有豐富的水果酵素和纖維，對於預防或是緩解便祕很有效。但是什麼水果對你的便祕有用？也是因人而異，你不妨多嘗試不同的水果再下結論。但是不能只靠水果不吃蔬菜纖維喔！這樣可能會加重便祕。

▶ 要素 3：**水份飲用不足**

　　每人每天的飲水量至少為體重 KG x 30c.c.，如果你的體重為 60 公斤，一天的水量應該是 60 x 30=1800 c.c. 的水。切記，咖啡、茶、飲料等都不能算入這個每人每天的標準水量。容易便祕的人，可以早起時就空腹飲用一杯 300c.c. 的溫開水，刺激腸道甦醒蠕動。至於水要如何喝才算是健康喝水法？建議一天分多次喝，餐與餐之間喝，勿飯前或吃飯時灌水，也要少喝冰飲，以免消化不良又加重便祕。

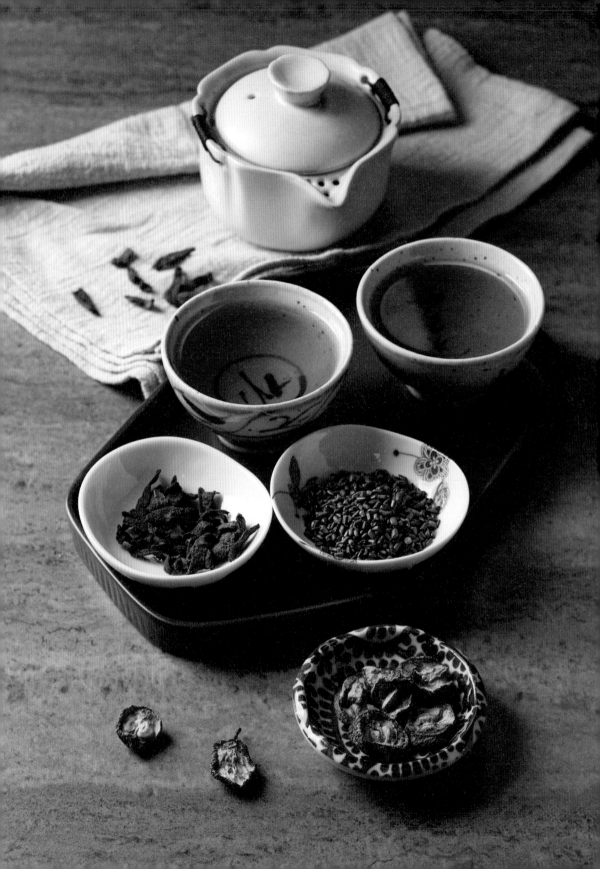

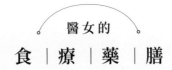

醫女的
食 | 療 | 藥 | 膳

山楂茶 決明陳皮

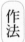 材料

決明子 20g，陳皮 6g，山楂 6g，500c.c. 淨水

作法

中藥材稍微清洗過，用茶濾袋包好，加入淨水 500c.c. 煮滾，水滾 10 分鐘後熄火，放到溫涼即可飲用。

一天一服，缺乏便意的時候來　杯慢慢喝，潤腸通便消脹氣。

延伸藥膳 ▶ **三麻麥片粥**

【材料】亞麻仁籽、黑芝麻、白芝麻各 10g
【作法】1. 亞麻仁籽、黑芝麻、白芝麻均磨成粉，添加在你平日早餐的
　　　　　燕麥粥裡，或是加入鮮奶煮成糊狀，即可當作點心。
　　　　2. 亦可加蜂蜜增添口感。

醫 女 的

保 | 健 | 穴 | 位

缺乏便意時，可多按摩腹部周圍，用手掌沿著肚臍正上方，以順時鐘
方向，按摩整個下腹部，連續按摩 10 ～ 20 次，就能刺激腸胃蠕動。
也可用手指指腹按壓下列穴位，加速排便。

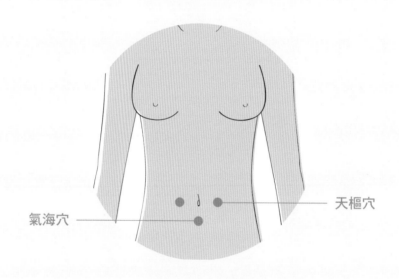

氣海穴　　　　　　　　　　　　　　　　　　　天樞穴

氣海穴

【取穴】位於肚臍正下方兩橫指處。
【按揉】手指垂直皮膚按壓，並旋轉
　　　　打圈按揉。

天樞穴

【取穴】肚臍左右兩側三指寬處。
【按揉】手指垂直皮膚按壓，並旋轉
　　　　打圈按揉。

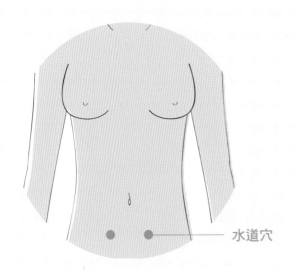

水道穴

【取穴】位於腹部兩側，先
　　　　找到肚臍正下方四
　　　　橫指，再向左右三
　　　　指寬處。
【按揉】手指垂直皮膚按壓，
　　　　並旋轉打圈按揉。

水道穴

足三里穴

【取　　穴】於小腿脛骨外側，膝蓋
　　　　　　骨外側下方凹陷找到外
　　　　　　膝眼，由外膝眼往下四
　　　　　　橫指處。
【空拳敲打】建議以空拳，在穴位上
　　　　　　敲打，穴位上下都要一
　　　　　　起敲打，以疏通胃經。

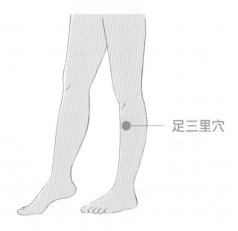

足三里穴

07

經前不適症候群，
水腫讓我胖了 3 公斤

重點提示

01 ▶ 80% 的女生都有經前不適症候群 PMS，經前水腫甚至會胖 3 公斤。

02 ▶ 中醫認為經前不適、水腫的起因是「腎虛」或「肝鬱」。

03 ▶ 經前不適可利用中醫加以調理，消水腫又可順月經。

　　和女人相伴長達 40 多個年頭的月經大姨媽，一輩子大約會報到 480 個月（次），流血累計可長達 3360 天，看到這個數字很驚訝吧？想不到月經和我們的關係是如此密切。

　　中醫非常重視女人的「經／帶／胎／產」，其中第一名的「經」，也就是指「月經」，月經既是女人的神對手，但也是豬隊友。

　　女人因為有著生理性別上的優勢，能有女人味、又能生小孩，不管是父權或是母系社會，擁有「子宮」而且會「流血」的女人，才是人類生存得以延續下去的母胎。但是女人也常暗自困擾，每個月的月經到底來不來、我到底有沒有排卵、能不能順利受孕……等等，所以女人們對於子宮和月經真可謂是又愛又恨，加上「經前症候群」絕對是女人們的噩夢無誤。

八成以上的女生都有「經前症候群」

　　大多數的女孩們應該都有過這樣的經驗，每逢月經要來之前的一週，一直到月經第二天為止，各式各樣的經前症候群症狀都有可能上演，從水腫、腰痠、疲倦、冒痘痘、乳房脹痛、腹脹腹痛、易怒、敏感掉淚等，各種症狀會在月經前即興出場，有時有有時無，簡直難以預測。這些統稱經

前症候群（Premenstrual syndrome, 簡稱 PMS），它真的很惱人。

　　根據統計，世界上高達 80% 的育齡婦女都曾經歷過「經前症候群」的不適，而且還伴隨著年齡和時間而改變症狀，以前有的症狀不代表以後會有，現在沒有的症狀也不代表將來沒有。雖然女人懷孕期或是更年期不會有經前症候群，但孕期和更年期的煩惱和病痛卻也沒少過！

　　很多人都不把經前症候群當一回事，但這位豬隊友發作時其實會妨礙女生們的生活功能和品質，所以才被醫界正式定名為一種疾病。所以，不能體會這種病痛的男人們，請不要每個月取笑「經前症候群」的女生無理取鬧了，我們是真的身心皆不舒服啊！

　　西醫說「經前症候群」是荷爾蒙不順所引起的，但是該怎麼醫治呢？若西醫判斷情況嚴重時，通常會建議患者服用避孕藥來調整。但是很多女生服用避孕藥的結果，常常是副作用遠比正面效果來得多，像是變胖、長痘痘等等，搞得女生不太願意長期服用。那麼中醫又是怎麼看待「經前症候群」呢？中醫認為主要是以下兩個臟腑失調了。

一、「腎虛」

　　月經前會開始有水腫、腹脹、腰痠、疲倦感，月經來時會虛弱無力、嗜睡，月經血色稀淡。更有許多女生抱怨，月經前後的水腫，體重可以差很多，直接變胖 1-3 公斤都有可能。尤其是雙腳、腰圍，腫脹到連穿鞋、穿褲子都變好緊，整個人感到臃腫不舒服。

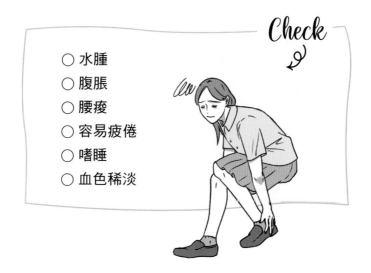

Check

○ 水腫
○ 腹脹
○ 腰痠
○ 容易疲倦
○ 嗜睡
○ 血色稀淡

二、「肝鬱」

　　月經前會有敏感易怒、胸脹、腹悶、冒痘痘等，月經來時可能出現腹痛、煩躁，血色深且血塊多。平時容易肝氣鬱悶的女生，等月經要來時，肝臟工作又會加重，既要忙下面的月經，又要負責疏通全身氣血，肝的氣

血分配不良，就會發生以下症狀。

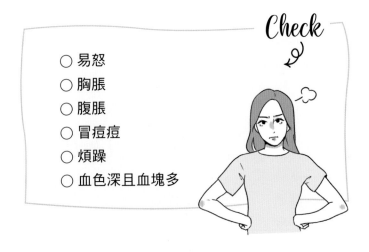

Check

○ 易怒
○ 胸脹
○ 腹脹
○ 冒痘痘
○ 煩躁
○ 血色深且血塊多

　　有沒有女生是腎虛水腫、肝鬱易怒兩者都有？當然有！症狀也有可能是複合式的，腰酸又腹悶，或是冒痘痘又水腫，PMS 這位豬隊友的樣貌根本是千面女郎，一生中可以有 480 次演出機會，每次都可以展現不同演技啊！女生們難道要任由這位豬隊友亂搞一輩子嗎？還是妳傻傻地相信老人們說的，生個孩子體質就會轉好？其實中醫對於調理各種與月經有關的問題很有辦法，月經前後水腫不堪、腰痠腹脹的女生，醫女建議妳一定要好好調理，才能改善各種不舒服和水腫變胖的情況！

醫女的

食 | 療 | 藥 | 膳

大姨媽順心茶

材料

益母草 3g，香附 3g，厚朴 3g，玫瑰 3g，
白芍 3g，當歸 3g，熱水 500c.c.

作法

1. 中藥材稍微清洗過，用茶濾袋包好，以熱水
   500c.c. 沖泡 10 分鐘即可飲用。

一天一服，月經前一週開始喝，
直到月經來即停止服用；可消
水腫、解腰痠、舒緩心情。

延伸保養 **中藥外用泡腳**

生薑 50g、益母草 12g、桂枝
30g，一起包入濾袋中，放入熱
水桶中泡腳 15 分鐘。如果喜歡
精油香氣，也可添加玫瑰花瓣和
天竺葵、伊蘭伊蘭精油，香氛讓
我們女生的心情更美好。

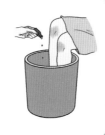

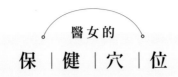
在月經快要來臨、心情起伏之際,如果感覺胸悶、腹脹,可以每天熱
水泡腳 15 分鐘,不要只泡到腳踝,泡到小腿肚效果更好。泡腳之後
再按摩點穴,感覺特別輕鬆。

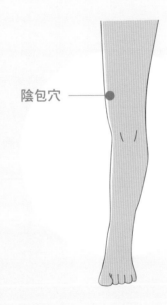

陰包穴

陰包穴

【取穴】找到大腿骨接近膝蓋的內側,摸到股
　　　　骨內上髁再往上六指處。

【按揉】手指垂直皮膚按壓,並旋轉打圈按揉。

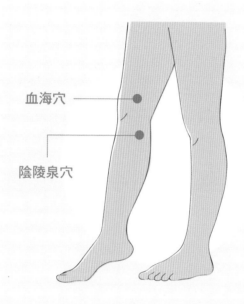

血海穴 ——

—— 陰陵泉穴

陰陵泉穴

【取穴】位於膝蓋下方，脛骨內側下
　　　　緣凹陷處。
【按揉】手指垂直皮膚按壓，並旋轉
　　　　打圈按揉。

血海穴

【取穴】位於大腿內側，膝蓋內側上
　　　　方凹陷處再往上三橫指處。
【按揉】手指垂直皮膚按壓，並旋轉
　　　　打圈按揉。

每個月都不舒服，
經痛讓女生們聞之變臉

重點提示

01 ▶ 經痛有許多種，包括悶痛、絞痛、痠痛、沉重，都很不好受。

02 ▶ 「氣滯」、「寒凝」、「血虛」都會造成經痛。

03 ▶ 經痛不想一直靠止痛藥？用中藥調理效果也很好。

　　每個月都有「經痛」困擾的女生真的很可憐。有時候前一天明明好好的，但月經痛開始的那一天，整個人真可類比殭屍一枚，連正常行走都不能。止痛藥、暖暖包、中將湯全都用上了，躺在床上像是奄奄一息，臉色鐵青。但是經痛一旦過了，人卻又像沒事一樣了。

「經痛」的症狀，每個人都不同

　　「經痛」、「痛經」、也有人稱為「月經絞痛」，指的都是同一件事，通常發生在月經來潮的第一、二天，也有人在月經來之前就會，更有少數人是在月經結束後發生。常見症狀有：下腹部悶痛、小腹絞痛、兩側卵巢疼痛、骨盆或恥骨痛、腰痠痛、腰腿沉重。伴隨症狀還有：發冷汗、面色蒼白、口唇青白、痛苦面容、輕微腹瀉或便祕、足踝水腫、手腳冰冷、噁心、食慾不振、還有頭痛！

　　經痛女除了會經歷以上的各種症狀，還有可能出現月經的異常，例如月經量少、經血色黑或深咖啡色、黏稠血絲、或者忽然量大、血塊多。多數女生正在經痛的時候通常血量都不多，但數小時後一旦經血流下來或經血變多了，經痛也就能漸漸減輕，開始感到有種輕鬆感。這些下不來的月經經血，堵塞在小腹的感覺，讓經痛女覺得整個人悶脹難受。

診斷治療經痛，中西醫大不同

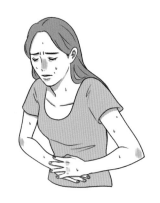

子宮大小如拳頭般，而且一個月只有約 50c.c. 的月經，大約半瓶養樂多的血量，但卻讓經痛女痛苦難耐。經痛的成因尚無可知，也無從找到根源，西醫診斷經痛原因最多的是子宮內膜異位症、子宮肌腺瘤、子宮肌瘤患者，若有以上疾病，可以透過手術或治療減輕。但也有許多女生以上三者全無，卻在月經來時痛得死去活來，西醫通常會給予止痛藥或者避孕藥調經，運氣好的也許能改善痛經症狀，但也有許多人治療無效。

在中醫的診斷裡，痛經成因有「氣滯」、「寒凝」、「血虛」三種可能。在醫女的臨床病例中，氣滯痛經的女生最多，其次是寒凝和血虛的人。但是有沒有可能既氣滯又寒凝，或者氣滯加血虛？這是有可能的喔！

一、「氣滯」

氣滯會導致月經前一天或第一天小腹疼痛，血塊量多，人會感到煩躁，但當經血順利下來之後疼痛就會逐漸減輕。

二、「寒凝」

寒凝明顯的症狀是月經前或月經開始前兩天就會開始小腹悶痛，經血

顏色深且黏稠，人覺得畏冷。有時會伴隨頭痛，疼痛部位在頭頂。

三、「血虛」

血虛最明顯的是當月經快結束時才開始小腹空痛，經血顏色淺且量少，面色蒼白，人較虛弱。月經結束時會伴隨頭痛，疼痛部位在兩側頭部太陽穴處。

經痛到底要用中醫還是西醫診治？經痛女發現自己有子宮內膜異位症或子宮肌腺瘤，情形輕微者可以不用開刀。但是若已發展成巧克力囊腫，影響腹腔和婦科健康，造成貧血、腹部腫大、壓迫神經等問題，請一定要接受西醫建議的手術治療。若是單純的經痛沒有伴隨以上器質病症，可以接受中醫治療，改善經痛效果很好又無副作用。

緩解經痛，可以這樣做

▶ 生活祕訣 1：**少喝冰飲**

相信妳一定聽過婆婆媽媽的殷殷叮嚀，但還是要再次提醒廣大的女生朋友們，要少喝冰飲，尤其是經痛時記得要喝熱水，保持小腹溫暖才能有效緩解。雖然不是說喝冰水一定會痛經，但是喝冰飲絕對會加重經痛症狀，真心不騙。

▶ 生活祕訣 2：**熱敷減痛**

　　熱水袋、暖暖包都是經痛女的好朋友。經痛熱敷有一個訣竅，就是「腹背溫敷」，除了要敷前方小肚肚以外，子宮正後方的脊椎處也要熱敷。前後都熱敷效果更好喔！

▶ 生活祕訣 3：**臥床休息**

　　經痛女若是血虛或容易頭痛，就代表了血氣不足，無法上行頭目，所以躺平休息才是正解。

▶ 生活祕訣 4：**多用熱水泡腳**

　　月經前可常泡腳，讓月經來的時候更順暢，經痛時泡腳更可紓緩痛經。熱水要泡到小腿肚的高度，熱氣才會上升至腿部和腹部，溫暖下半身和子宮。搭配後面介紹的穴位再重點加強按摩，止痛效果更快。

▶ 生活祕訣 5：**善用中藥飲**

　　想更進一步的有效治療經痛，可服用中藥，市面上常見的「中將湯」或「玫瑰四物飲」都可以，或自己煮黑糖薑湯、薑黃飲等。無論氣滯、寒凝或血虛痛經，溫熱之性的草藥都有助於緩解止痛。

怕冷加桂圓

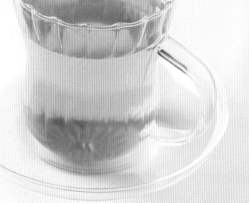

醫女的

食 | 療 | 藥 | 膳

經痛舒緩茶

血量少加紅棗

頭痛加川芎

| 材料 | 玫瑰 3g，桂枝 3g，當歸 6g，益母草 3g，香附 6g，500c.c. 熱水 |

| 作法 | 1. 中藥材稍微清洗過，用茶濾袋包好，以熱水 500c.c. 沖泡 10 分鐘即可飲用。
2. 可以再回沖 1-2 次。 |

可在經痛時飲用。若覺得怕冷可再加桂圓 6g，血量少可再加紅棗 6g，會頭痛的女生則要加川芎 6g。

109

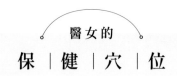

醫女的
保 | 健 | 穴 | 位

以下穴位對於經痛都有緩解的效果，經痛時可以救急，若能搭配熱水泡腳則止痛效果更快。平常也可以當作保養穴位，邊看電視邊按摩，這樣每個月就有機會告別經痛困擾。

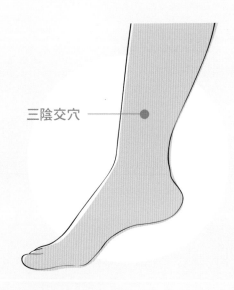

三陰交穴

三陰交穴

【取穴】足內踝正上方三橫指，脛骨內側緣凹陷處。

【按揉】拇指垂直皮膚按壓，並旋轉打圈按揉。

血海穴

【取穴】位於大腿內側,膝蓋內側上
　　　　方凹陷處再往上三橫指處。
【按揉】手指垂直皮膚按壓,並旋轉
　　　　打圈按揉。

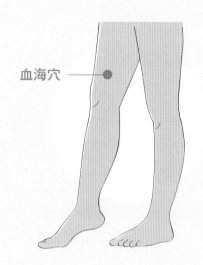

血海穴

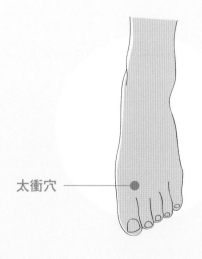

太衝穴

太衝穴

【取穴】從大二腳趾足縫,向內找到
　　　　骨頭交接凹陷處。
【撥筋】手微握拳,用指關節從足縫
　　　　向內撥筋。

111

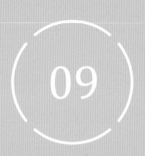

09

手腳冰冷的人，
穿得再多也不保暖

01 ▶ 中醫稱手腳冰冷為「四逆證」，跟會昏倒的「厥逆」不一樣喔。

02 ▶ 手腳冰冷是肝鬱脾虛體質，要調理肝、脾。

03 ▶ 手腳冰冷是可以改善的，而且其它月經或睡眠不好的症狀也會一併解除。

每逢晚秋寒冬，萬家燈火的夜晚，常常發生的真人真事如下。

妻：「好冷喔～～～」

夫：「妳的腳快走開！不要碰我～～～」

這個劇情在我家經常上演，但是如果這橋段也發生在夏天，我想，每位紳士應該都會義不容辭地去保護這位女士好冷的小手或小腳。（才怪）

「四肢厥冷」即為手腳冰冷之症

手腳冰冷在年輕女子的身上很常見，在古時候被叫做「四肢厥冷」，是指手足冷至腕踝的症狀。如果手腳冷到超過手肘和膝蓋，那就是「四肢厥逆」了，在《黃帝內經》裡，「四肢厥逆」可是快要昏倒的症狀呀！但是「四肢厥冷」只是經絡不通造成的，也就是女人常見的手腳冰冷之症。

「四肢厥冷」的手腳冰冷的和全身冰冷也不同。全身冰冷是寒氣很盛，標準症狀是全身都冷，除了手腳冰冷之外，更是身體整個都冰涼，腰也冷，肚子也冷，伴隨著臉色蒼白虛弱無力，甚至有腹瀉、無食慾等症狀，這是蠻嚴重的「陽虛」。但是手腳冰冷的人，就真的只有手腳冰冷，身體的肚腹部還是溫熱的，更不會陽虛無力。

此類手腳冰冷的人，中醫稱之為「四逆證」，中藥裡的〈四逆散〉專門主治這種病。〈四逆散〉可以「疏肝理脾、透解鬱熱」主治熱厥，也就是說雖然手足厥冷，但身子是熱的，大小便不順，脈象弦。

　　這就像現代很多女生，每天過著緊張的生活節奏，腦袋想事情想得很兇，因為太忙或者不愛運動，所以四肢循環不良，手腳冰冷，但又愛貪涼，喜歡喝冰紅茶、冰咖啡等冰飲。又因為身心壓力較大，所以三不五時有便祕或輕微腹瀉的情形，「脈象弦」指的就是緊張或焦慮的脈，醫女在看診時，發現這種脈相當多。

　　這樣的情節有沒有一種熟悉的感覺？從少女到熟女，年輕時讀書燒腦，出社會上班又壓力大，再加上女人對於人際關係較為敏感，緊張的生活加上身體的循環不良，此時你的情緒和身體容易身心交互影響，就容易引發手腳冰冷的「四逆證」。

「手腳冰冷」可藉由中醫調理改善

　　手腳冰冷這個症狀不會持續一輩子的。很多人年輕時有此症狀，但是隨著年紀增長就會慢慢消失。如果你覺得手腳冰冷很困擾，可以透過中醫

調理體質，利用飲食和運動加以改善。

看到這裡妳是否覺得開始放心了？手腳冰冷聽起來不是什麼大病，但是還是要提醒，四肢冰冷必須要排除是否與一些疾病有關，像是雷諾氏症（Raynaud syndrome）。雷諾氏症好發於青少女及 30 歲以下的女性，當手指或腳趾遇冷或情緒激動時，可以見到明顯的顏色改變，例如變白或青紫，而且對於溫度的改變異常敏感。這樣的手腳冰冷是由於血管痙攣而發生四肢末梢血流減少的情形，有這樣的症狀，最好要去醫院檢查一下，才能比較心安。

中醫認為，手腳冰冷的「四逆證」主要是肝、脾出了問題，來源為「肝鬱脾虛」。「肝鬱脾虛」會影響體力、睡眠、情緒和月經，而手腳冰冷只是「肝鬱脾虛」的症狀之一而已。

手腳冰冷會引發睡眠品質不佳

手腳冰冷的女生，也經常伴隨著月經不順的症狀，像是經前症候群 PMS 明顯、也較容易痛經，還有情緒敏感或焦慮，睡眠品質也不太好。如果以上這些症狀已經困擾了妳的生活品質，最好還是請中醫調理，因為不只可以改善手腳冰冷的症狀，其他併發的不適也會隨之消失，妳就再也不用當睡不好的小龍女或冰山美人了，是不是？

當然，醫女更希望妳能從日常生活的飲食、運動做起。飲食不宜寒涼，生活不要過勞或是壓力過大，要有適度休息和睡眠，規律運動以改善血液循環，這樣做才能真正徹底改善肝鬱脾虛的體質。

　　如果妳經年都手腳冰冷，我就會建議妳平常可多吃溫補的食物，幫身體補充一點溫暖。像是生薑、桂圓、糯米、當歸等，都屬於溫熱滋補中藥材，可以當作日常的保養藥膳方。

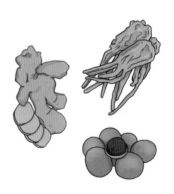

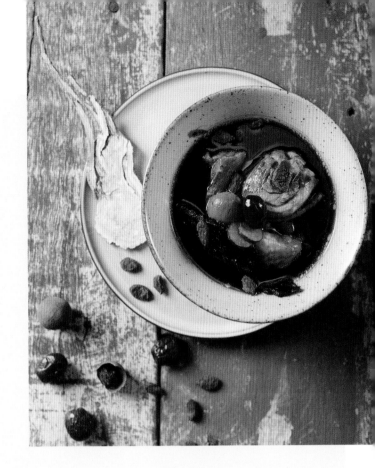

桂圓四物雞湯

材料
炒白芍 12g，炙川芎 9g，熟地黃 18g，當歸 12g，桂圓數枚，雞腿 1 支，淨水 1000c.c.，紅棗、枸杞子隨意

作法
1. 中藥材稍微清洗過，和雞腿一起加入淨水 1000c.c. 煮滾，轉小火燉煮 30 分鐘關火，即可加鹽享用。

 平日保養，月經來時不要食用。

延伸藥膳 ▶ **暖手茶**

【材料】
桂枝 9g，枳實 9g，甘草 6g，白芍 12g，桂圓隨意，熱水 500c.c.

【作法】
中藥材稍微清洗過，用茶濾袋包好，以熱水沖泡 10 分鐘即可飲用。

🍵 一天一服。

保 ｜ 健 ｜ 穴 ｜ 位

手腳冰冷的女生，每天請用 3 分鐘疼愛自己，尤其是生活緊張的時候，可以按摩以下穴位，並且旋轉手腕、動動腳踝、伸展五指和五趾，讓僵硬的十指變得暖和，身體和心情也會比較放鬆。

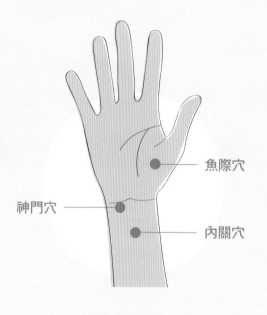

魚際穴

神門穴

內關穴

魚際穴

【取穴】位於手掌上大拇指根處肌肉隆起處。

【按揉】拇指垂直皮膚按壓，並旋轉打圈按揉。

神門穴

【取穴】位於腕掌橫紋上，小指側凹陷處。

【點按】垂直皮膚按壓，拇指點按。

內關穴

【取穴】手腕的腕橫紋向上三指寬，於兩筋之間。

【點按】垂直皮膚按壓，拇指食指可內外一起對按。

三陰交穴

【取穴】足內踝正上方三橫指,脛骨
內側緣凹陷處。

【按揉】拇指垂直皮膚按壓,並旋轉
打圈按揉。

照海穴

【取穴】位於足內側,內踝尖下方凹
陷處。

【點按】垂直皮膚按壓,拇指朝骨頭
按進去。

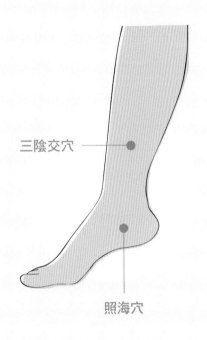

三陰交穴

照海穴

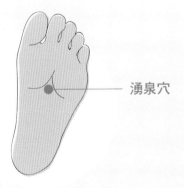

湧泉穴

湧泉穴

【取穴】在腳掌的前三分之一處,左
右中點有一凹陷。

【點按】可用雙手拇指一起垂直皮膚
深壓腳底。

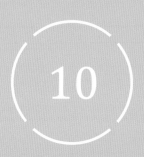

早上起床狂打噴嚏，
原來是「鼻子過敏」

重點提示

01 ▶ 鼻過敏可以是先天或後天的，「肺腎氣虛」或「肺氣虛」皆有可能。

02 ▶ 提升體溫和加強運動可以緩解鼻子過敏。

03 ▶ 增強自體免疫力才能不依賴西藥，中醫食療也可加強補氣、改善過敏。

過敏（Allergy） 可以是各式各樣的型態，空氣過敏、陽光過敏、花粉過敏、食物過敏、藥物過敏；或者指身體各種部位的過敏，像鼻子過敏、皮膚過敏、眼睛過敏等；還有各種過敏病，像是蕁麻疹、花粉熱、氣喘、哮喘等。現代人似乎可以在轉角處就不經意地遇見過敏。

20 至 40 歲，最容易「鼻過敏」發作

鼻子過敏的人會相當影響生活。現代人一年內約有 10-30% 的人們曾受過敏困擾，最常發生的年齡大概是 20-40 歲左右。醫女想要來談談最常見的「鼻子過敏」，其實是可以預防及治癒的。

早上剛起床，人都還沒完全醒過來，艾瑞克已經哈啾、哈啾地打了 100 個噴嚏，垃圾桶裡的面紙團已經半滿，鼻子揉得紅通通的。平常說話都帶著重重鼻音的艾瑞克，長期鼻塞不通只好靠嘴呼吸，已經很久不記得鼻子有空氣進出的感覺了。

也因為艾瑞克長期鼻過敏，鼻腔和喉嚨裡老是有一種黏痰感，所以總是會不自覺地清喉嚨，發出陣陣的怪音。而鼻過敏不只是會鼻塞鼻子癢流鼻水喔，還會造成鼻涕倒流，讓他常常會說話說到一半，就忽然忍不住地

一陣嗆咳。而艾瑞克的臉，就像加菲貓一樣，雙眼浮腫、兩眼無神、腦筋昏沉……。這一切的過敏症狀，我想過敏人一定覺得不陌生吧？！

中西醫，不同角度看「過敏」

西醫認為過敏就是過敏，必須要吃抗過敏藥才能抑制症狀。中醫則認為鼻子過敏是「肺氣虛」，可不是指鼻子的事。鼻子會過敏，可以是「先天＝虛弱體質＋不利環境」，也可以是「後天＝不利環境＋體質變虛」。

有些人是打從一出生就有過敏體質，不論天冷、天熱、空氣一變差都會難受，這是先天「肺腎氣虛」，體質的因素大於環境因素。至於後天的過敏，可能是長大後體質改變引起的，也可能是某一次感冒後的後遺症，或者是辦公室冷氣太強、住家環境潮濕寒冷，或都市空氣很差等，以上條件再加上身體不夠強健，也就是「肺氣虛」，於是就引起過敏了。

99% 的鼻子過敏可以改善

不論是先天過敏或是後天過敏，雖然身處的空氣品質或是氣溫無法強

行改變，但是體質卻可以好好調理而加以改善。醫女深信，99% 的鼻子過
敏是可以改善甚至痊癒的。下面的幾個步驟，可以幫助你改善過敏。

▶ 步驟 1：**找出過敏原**

　　有的過敏人久病成醫，已經找出引發自己過敏的原因，例如換季溫差
大、都市霧霾重，或自己最近體虛怕冷氣、對花粉過敏、或者空間粉塵太
多。還有些人對於特定化學物質容易有過敏反應，像是味道很強的清潔劑、
人工香水味、油漆等等。很多醫院都有提供過敏原測試，可以測看看是塵
埃、花粉或特定物質，何者會引起你的過敏反應。如果你真的搞不清楚，
到醫院進行一下過敏原檢測是快速得到答案的方法之一。

▶ 步驟 2：**選擇藥物治療或開刀**

　　過敏症狀發作時，一般市售的過敏藥的確可以有效減緩過敏反應，但是
過敏藥是在壓制症狀，而不是根治過敏，吃過量也有傷身之虞。以中藥治
過敏，安全沒有副作用，所以很多人會用中藥治本，西藥治標。另外，有
一些過敏原因若是鼻中隔彎曲、鼻竇炎蓄膿嚴重等等，是可以透過手術治
療，但也聽過有人手術後又再犯，你若沒有好好保養，不一定百分百全好。

▶ 步驟 3：**提升體溫**

　　不論先天或後天過敏，最容易做到的就是保暖加上戴口罩。過敏人的

體質通常氣血循環差，尤其是胸口以上至口鼻處，戴口罩可以幫助過濾塵埃，透過保暖來升高體溫，更可以避免鼻子黏膜腫脹或支氣管肌肉痙攣而過敏加重。尤其是冷氣房裡容易過敏鼻塞的朋友，醫女會建議一定要包頭巾、圍圍巾、綁絲巾等，維持頭頸部和胸口保暖，保證讓你過敏症狀緩解許多。晚上睡覺時，也可圍一條薄圍巾在沒有蓋到被子的脖子上，或者熱敷肩頸入睡，假以時日，那個早起沒完沒了的打噴嚏活動也可告終止。

▶ 步驟 4：**改善免疫力**

　　最根本的治本法就是改善免疫力。有的孩子吃冰沒事，有的孩子卻一吃冰就過敏哮喘，同樣的冷空氣你馬上打噴嚏，別人卻好端端沒事，為什麼呢？這就是因為有些人體質強健，但有些人體質比較弱。雖然消極的避開過敏原很重要，但若要改善先天「肺腎氣虛」或後天「肺氣虛」的過敏，更重要的是增強免疫力！除了透過醫師開中藥來調理體質，自己開始養成運動健身的好習慣，才是增進氣血能量最好的方式，改善過敏體質指日可期。

　　過敏人因為身體代謝差，痰多鼻涕多，所以生冷冰涼請忌口，以免再生痰濕。日常三餐多食用熱食，少吃沙拉或生魚片等生冷食物。餐點也多挑選溫熱之性的食材，若是蔬菜瓜果類較寒涼，可多加薑、蒜、蔥、九層塔等辛香料一起煮，就可讓食材轉成溫熱。簡單的溫熱食療可以跟著醫女這樣做，以下這兩道不僅抗敏又可提升免疫力。

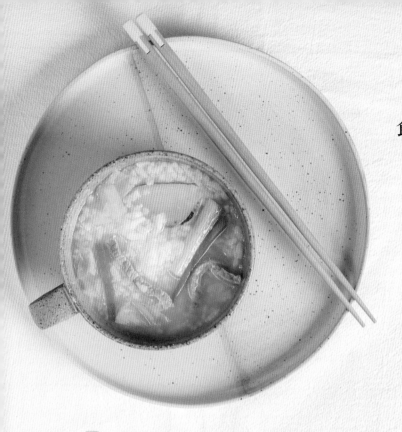

醫女的

食 ｜ 療 ｜ 藥 ｜ 膳

抗敏蔥白粥

材料 帶皮生薑 30g，蔥白 18g，白米 100g

作法
1. 生薑洗淨、切片；蔥白洗淨、切段；白米洗淨。
2. 與白米一起熬煮成粥。

 可加入任何你想要的食材，像是紅蘿蔔、高麗菜、雞蛋等，讓粥更可口。

延伸藥膳 ▶ **抗敏溫薑湯**

【材料】帶皮生薑 30g，黨蔘 12g，甘草 3g，陳皮 9g，淨水 1000c.c.。
【作法】1. 帶皮生薑洗淨，切片；中藥材洗淨。
　　　　2. 中藥材和生薑加水 1000c.c. 煮滾，放溫即可飲用。

 一天一服，當成熱茶飲用。

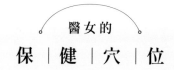

頭上有很多穴位可以通鼻竅，而胃經上的穴位可以增強體質。使用按
壓的點穴法可以緩解鼻塞、止鼻水等，也能改善頭昏腦脹的過敏現
象。

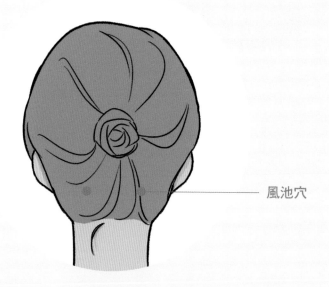

風池穴

風池穴

【取穴】頸後枕骨下兩側凹陷處，以掌心包住耳
　　　　朵，十指張開，拇指所觸之處即是。
【按揉】拇指抵住枕骨，並旋轉打圈按揉。

印堂穴

【取穴】兩眉頭連線中點。
【點按】垂直皮膚按壓，手指抵住骨頭深按。

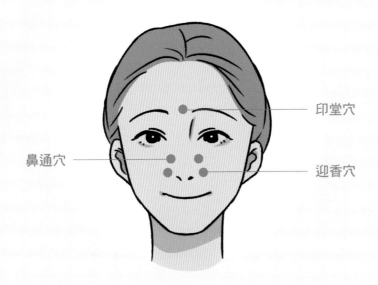

印堂穴

鼻通穴

迎香穴

迎香穴

【取穴】鼻翼外緣中點旁，亦即鼻孔
　　　　外側溝處。
【按揉】手指垂直皮膚按壓，並旋轉
　　　　打圈按揉。

鼻通穴

【取穴】位於迎香穴上方一點點，
　　　　也在鼻翼外緣上。
【點按】點按到迎香穴時，其實鼻
　　　　通也按到了。

［ **40＋** ］
關鍵的階段，
迎接全新的開始

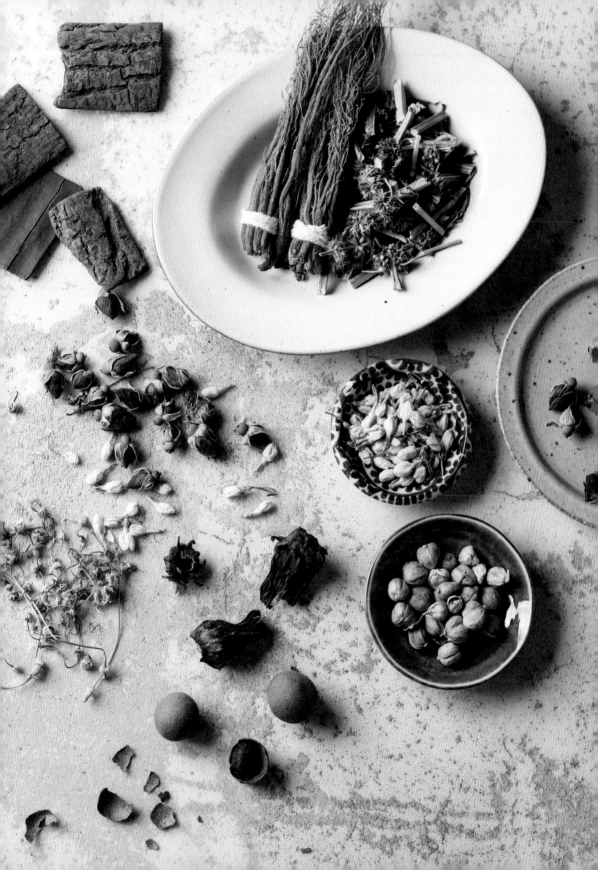

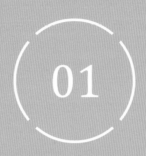

01

美顏相機也救不了的 「氣色差」

重點提示

01 ▶ 要改善氣色差無法光靠美容，一定要內調外治，
身體好氣色自然好。

02 ▶ 中醫說臉色蒼白是「肺虛」，臉色黃是「脾虛」，
膚色不勻是「肝瘀」，臉色暗沉則是「腎虛」。

03 ▶ 減壓、睡眠充足、多運動、改善氣血循環，臉
部自然有光。

自從人類有了智慧型手機，開始玩自拍 APP 之後，男人女人們再也不用化妝就可以擁有好氣色了！但是上街看到年輕美眉，心裡還是會暗自覺得羨慕嫉妒，為什麼這些女孩總是會自體發光，氣色這麼好？一個人的外表，姑且先不論長得好不好看迷不迷人，試問一位臉色暗沉的人，和一位臉上有光的人，哪一位看起來比較神清氣爽而且美好呢？

「好氣色」一直是我們形容一個人既美麗又健康的方式，這與五官美不美無太大關係，而是與身體的健康更有關聯。想成為一位美女或帥哥，這要看妳投胎投得好不好，或者有沒有勇氣去做醫美。但是，如果有人稱讚你「氣色真好！」感覺是否比長得美還要令人開心？

內調外治，妳也能有好氣色

我想大家都懂，美麗的氣色光靠外在的美容是不夠的，一個氣色差的人，無論上多少妝、塗多少粉，都有可能遮不住暗沉難看的臉色。若要氣色好，一定要靠「內調、外治」。「外治」的方式很多，可以敷面膜、塗保養品，看看路上有多少美妝店，百貨公司有多少專櫃，就知道美妝的選擇實在太多了。但醫女想要來跟各位談談「內調」，如何保養自己的身體和臟腑，才會擁有一張自然發光發亮的臉，讓自己的氣色看起來更佳呢？

皮膚是我們人體最大的器官，因
此一個人健不健康，常常可以從觀察
皮膚就能發現。在中醫裡，與氣色
差、膚色暗沉有關的症狀有：

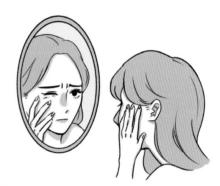

- 肺燥：**皮膚乾燥脫皮或有皺紋，氣色蒼白。**
- 脾虛：**臉皮鬆弛下垂，臉色萎黃。**
- 肝瘀：**臉上容易有斑點或色素沉澱，膚色不均勻。**
- 腎虛：**易生眼袋或黑眼圈，臉色暗沉。**

就算是長得再美的女生，我相信也沒有人會喜歡以上四種膚況，所以
在沒有醫美整形的古代，《神農本草經》裡很盡責地提到了愛美的人們要
如何美容。中草藥美容，是從調和五臟六腑著手，改善氣血循環，讓人永
保青春、抗衰老。像是書上記載的「祛斑」藥材有當歸、益母草、丹參、
川芎、桃仁、紅花、白芷、月季花、澤蘭等，「美白」藥材則有茯苓、珍珠、
白芨、白附子、白薇、天花粉等，「潤膚除皺」的藥材有玉竹、沙參、杏仁、
蘆薈、白果、松子、阿膠等。

上述許多中藥材是從古自今中醫師們常用的美容方，像是白芷、白芍、
白朮、茯苓等，可內服還可外用，這些藥材一直都是漢方的美容聖品。尤其

是高貴不貴的茯苓，更是慈禧太后常用的美容藥材，慈禧太后最愛的甜品「健脾糕」，就是用茯苓、芡實、蓮子、薏仁、山藥、扁豆、麥芽、藕粉等研磨成細粉，再用水和白糖調製而成的，是不是光用聽的就覺得很養顏呢？

另外，「肺虛」臉色蒼白者，可以多食紅棗、桂圓、燕窩、枇杷露、枸杞菊花茶等，皆可潤肺補燥。「脾虛」臉色萎黃者，蓮子、山藥、百合、珍珠粉等都可滋脾，杏仁茶、銀耳蓮子甜湯也很適合脾虛的女生。「肝瘀」和「腎虛」臉色暗沈不均者，可以服阿膠、紅花、玫瑰茶、薏仁水等，這些食材都有益肝腎改善氣色。

日常生活中有諸多食材，可以潤肺、養顏、益氣者，也都具有美容美膚的效果，不僅讓你擁有好臉色，做成甜點更是滋潤又好吃！像是杏仁茶、銀耳蓮子湯、枇杷露、薏仁水、菊花茶等，都是美容好甜品。另外，我也相當推薦『薏仁黑白木耳露』，補血活血，更能讓臉色勻潤。

醫女還有個溫馨小提醒，這些藥膳湯品或飲料，溫熱服用才有利於腸胃吸收，潤澤臉色的效果也才會明顯。天氣太熱固然不要喝冰涼甜品，季節交替時更要注意，冰飲雖然一時清涼，但是不僅傷腸胃也會傷膚質，頗不值得。

山藥蓮子湯

【材料】 山藥 200g，蓮子 30g，冰糖適量，800c.c. 淨水

【作法】
1. 乾蓮子泡軟；山藥去皮、切塊。
2. 蓮子和山藥放入 800c.c 水中煮熟，放入冰糖調味即可。

脾虛〈臉色萎黃〉者可以多服。

延伸藥膳 ▶ **枸杞紅棗桂圓茶**

【材料】枸杞 6g，紅棗 12g，桂圓 18g，500c.c. 淨水
【作法】1. 枸杞、紅棗稍微沖洗。
2. 枸杞、紅棗、桂圓一起用 500c.c. 水煮滾，小火煮 15 分鐘即可關火。

肺虛〈臉色蒼白〉可多服。

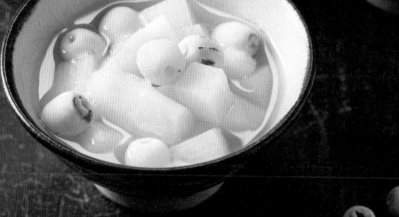

黑白木耳露

【材料】黑、白木耳各 8g，黑糖、葡萄乾適量，1000c.c. 淨水
【作法】1. 木耳可先泡軟。
　　　　2. 黑、白木耳用 1000c.c. 淨水一起煮，水滾後轉小火燉
　　　　　 煮至木耳軟爛，再連湯帶料放入果汁機中，打成黏稠
　　　　　 狀，再加入黑糖拌勻，並灑上葡萄乾即可。

🍵 肝瘀腎虛〈臉色暗沈不均〉可多服。

醫女的
保 | 健 | 穴 | 位

如果出門前上班或約會前，臨時覺得今天氣色不好需要急救，可以按摩以下穴位，各點穴一分鐘，搭配適合自己膚質的油類保養品一起按摩，提亮氣色效果更好。

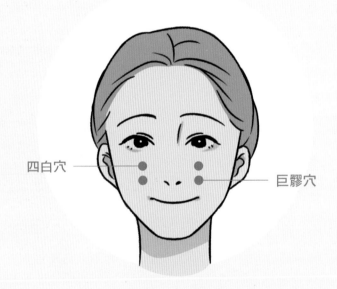

四白穴

巨髎穴

四白穴

【取穴】瞳孔直下顴骨凹陷處，眼眶
　　　　下緣一橫指。
【點按】垂直皮膚，以手指深按壓。

巨髎穴

【取穴】瞳孔直下，鼻翼下緣向外交
　　　　接處。
【點按】垂直皮膚，以手指深按壓。

頭維穴

【取穴】位於面部前方兩側頭角，入
　　　　髮際線半個拇指寬。

【按揉】手指垂直皮膚按壓，並旋轉
　　　　打圈按揉。

下關穴

【取穴】面部耳前方，顴骨與下顎骨
　　　　凹陷處，張口則凹陷處會閉
　　　　合。

【按揉】手指垂直皮膚按壓，並旋轉
　　　　打圈按揉。

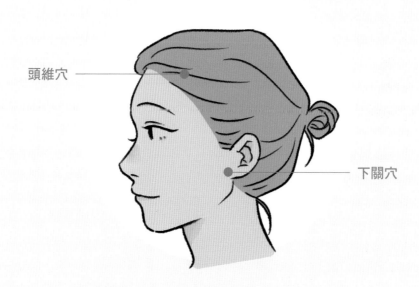

頭維穴

下關穴

02

3C 世代低頭族，
眼睛疲勞也老得快

┤ 重點提示 ├

01 ▶ 用眼不當或是用眼過久都會造成疲勞，眼睛會酸
澀、流眼油、脹痛、視線模糊。

02 ▶ 肝開竅於目，肝的氣血要顧好，才能讓眼睛健康。

03 ▶ 適當的休息、補充正確的食物，可以讓眼睛更舒
適。

　　環顧四周，最近醫女身邊沒有一個人不曾抱怨過眼睛疲累的，這個智慧 3C 的時代，真是辛苦了我們的眼睛！整天不停地盯著手機、電腦、iPad，上班時還要使用好多台電腦或是螢幕。這樣走到哪裡都要看螢幕的日子，讓我們的眼睛越來越酸脹，視力越來越模糊。

　　醫生都建議手機的使用時間最好一天不要超過 6 小時，但是大家應該都不只，不論是搭車上班、下班，都無時無刻不在划著手機。而逐漸疲勞的眼睛，因為常要用力聚焦看清眼前的一切，結果就是連蹙眉紋和魚尾紋都長了出來，真讓人煩心。如果出現眼睛不舒服的狀況，要先排除是否是發炎、近視增加或是老花等因素，如果都不是這些情形，就很有可能是太過疲累造成的。以下症狀，你有幾項呢？

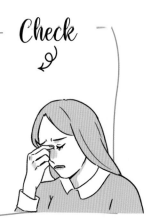

Check

○ 用眼過度：導致眼睛酸澀、流眼油
○ 直盯螢幕：導致眼睛脹痛、空痛
○ 壓力勞累：讓眼睛爆血絲
○ 熬夜或睡眠不足：視力開始模糊
○ 空調房或是戴隱形眼鏡：
　　眼睛乾、眼睛發癢

五臟六腑都與眼睛息息相關

在中醫裡，眼睛是歸誰管呢？其實是五臟六腑都能管。眼睛是我們的五官之一，也是靈魂之窗，古書說：「五臟六腑之精氣，皆上注於目而為之精」。若你精氣神不佳、臟腑運作不順，眼睛就會透露出很多疲累的訊息。一個人的精神狀態好不好，我們可以從他的眼神清明與否看出來，健康程度如何，中醫師也可以從他的瞳孔、眼白、眼翳等，判斷出狀態。

再者，中醫師觀察眼睛本身的健康，主要看的是這個人的肝好不好，因為「肝開竅於目」，肝要負最大責任。所以勞累的眼睛要改善，首要調理肝為先。肝不好的情況有幾種：「肝血虛」、「肝氣虛」、和「肝氣瘀」，這些都會影響眼睛和視力。

- 營養不良導致「肝血虛」：臟腑的精微物質不足，於是氣血無法上達頭面，眼睛就會乾澀、頭昏眼花。
- 使用過度導致「肝氣虛」：臟腑運作沒力了，眼睛就會空痛、視物模糊不清。
- 使用不當導致「肝氣瘀」：臟腑氣血阻塞了，眼睛就會眼眶痛、爆血管。

　　明明早上起來視力還好好的，下班時卻已經頭昏眼花了，這又是為什麼呢？以上三種情況，只要好好調理「肝」，都會獲得改善。醫女建議先從日常的生活習慣和飲食開始做起，再來進行眼睛保養，才會有效！

▶ 方法 1：多放鬆休息

　　整日看 3C 產品的人，容易「肝氣瘀」，最好每個小時都要休息一下，起身走走，將視線放遠、放鬆。尤其是戴隱形眼鏡的人，每日穿戴不要超過 8 小時，記得讓眼球「裸妝」休息。而「肝氣虛」的眼睛，容易視物模糊不清，主要是因為睡眠不足，或者眼部循環不好，記得一定要每日睡眠七小時以上，睡眠充足眼睛才能又明又亮。

▶ 方法 2：補充養眼的營養素

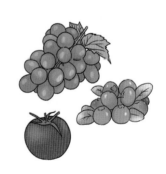

　　「肝血虛」的人要補肝血，不喜歡吃維他命也沒關係，可以多從食物裡補充天然的維生素。像是紅蘿蔔，就是照顧眼睛最有名的食材，維生素 A 讓眼睛更健康。另外的護眼新寵是番茄，煮熟後有豐富的茄紅素，抗氧化成分是一流的。其他小型水果如桑椹、紅莓、藍莓、葡萄等，含有豐富的抗氧化成分和維生素 C，都是護眼的食材。如果新鮮水果攝取不足，食用果乾也是很好的。

▶ 方法 3：**按摩和熱敷**

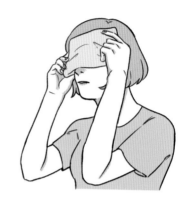

　　如果希望眼睛能更健康、更耐操，除了休息、養眼之外，按壓眼周的穴位最有幫助了。尤其可以在每晚睡前進行溫敷眼睛的保養，市面上常見的溫熱眼罩就很好用，或者自己使用熱毛巾溫敷，記得要完整覆蓋雙眼眶、眉毛、整個額頭，溫敷 10 分鐘就很舒服。用眼較傷的學生族及上班族，要多多改善眼睛四周的血液循環，不舒服的時候可以熱敷後再按摩減壓，平日多按摩也可預防保養。

▶ 方法 4：**中藥藥膳保養**

　　很多中藥都是有名的護眼小英雄，如枸杞、菊花、女貞子、決明子、白蒺藜等，他們大多數是果實種子類。中藥學有一種說法，就是舉凡果實種子類的都護眼，原因是因為他們都有較高的抗氧化成分。另外，補氣最有名的黃耆，也是護眼有功，可以降眼壓，減輕發炎，臨床上使用效果很好。

醫女的
食 | 療 | 藥 | 膳

黃耆枸杞菊花決明子茶

材料
黃耆 3g、枸杞 5g、菊花 2-3g、決明子 5g，500c.c. 熱水

作法
1. 中藥材稍微沖洗，用濾茶袋包好。
2. 用 500c.c. 熱水沖泡，約 10 分鐘即可享用。

一天一服，同樣的茶包可回沖熱水 1-2 次，直至沒有味道為止。

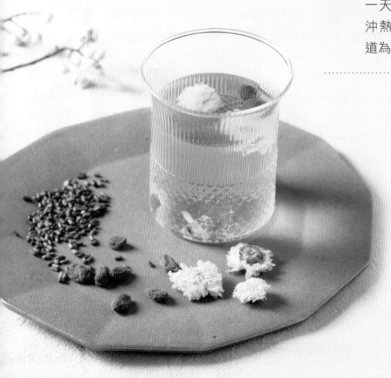

143

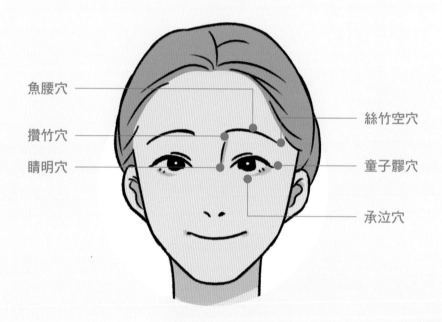

醫女的

保 | 健 | 穴 | 位

眼睛的按摩以定點上施壓為主，或者只能小幅度地在穴位上按揉，小心不要傷到眼球。護眼穴位都位在眉骨和眼眶上，可以從內眼角上方開始，順著眉毛和眼眶輕按一圈以下穴位。

魚腰穴

攢竹穴

晴明穴

絲竹空穴

童子髎穴

承泣穴

晴明穴

【取穴】位於內眼角上方眼眶內緣凹
        陷處。
【點按】手指定點按於眼眶骨頭上，
        會有酸脹感。

攢竹穴

【取穴】眉頭有一小凹陷處，晴明的
        上方。
【點按】手指定點按於眉骨上。

魚腰穴

【取穴】瞳孔直上,眉毛中點。
【點按】手指定點按於眉骨上。

絲竹空穴

【取穴】眉梢後小凹陷處。
【點按】手指定點按於眉骨上。

童子髎穴

【取穴】外眼角再向外凹陷處,位置還不到太陽穴。
【點按】手指定點按於眼眶外緣。

承泣穴

【取穴】瞳孔直下,當眼球與眼眶下緣間。
【點按】手指深按於眼眶骨頭上。

太陽穴

【取穴】頭部兩側,眉尾和外眼角向外凹陷處。
【按揉】拇指垂直皮膚按壓,並旋轉打圈按揉。

太陽穴

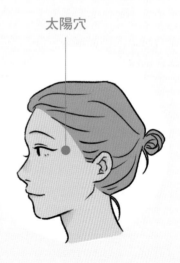

03

像熊貓的「黑眼圈」，
一點都不可愛！

重點提示

01 ▶ 「眼袋」是指眼皮浮腫，「黑眼圈」是指眼周暗
紫色。

02 ▶ 白泡泡的眼袋屬於「脾虛」，黑幽幽的黑眼圈則
是因「腎虛」。

03 ▶ 眼袋和黑眼圈可以透過生活保養和穴位按摩改善。

對於經常熬夜、睡不飽的現代人來說，眼睛經常感到疲累。但有時候明明就睡得很熟很香，早上起床卻仍然眼睛浮腫、黑眼圈，真是讓人煩惱。

我們現代人的眼睛其實很辛苦，在這個幾乎被電腦、手機統治的 3C 地球，兩顆眼球經常過度操勞，除了視力變差以外，還會有雙眼無神、熊貓般黑眼圈、眼袋泡泡的困擾。醫女知道，女生們比起視力健康，更在意的是雙眼是否美麗有神，眼袋、黑眼圈更是不能容許的。如果你很不幸地兩者都有，請務必看下去。

「脾氣虛」則容易出現眼袋

有眼袋或是眼皮浮腫時，人看起來很沒有精神，氣色更是差很大。西醫對於眼袋發生的原因大致上就是認為臉部浮腫，可能是水腫所致。但中醫卻認為，眼袋與「脾」很有關係，只要「脾氣虛」，脾所主的肌肉無力就會造成眼袋下垂，再加上脾主運化，「脾氣虛」會導致體內水濕運化不良，於是眼袋就會浮腫。

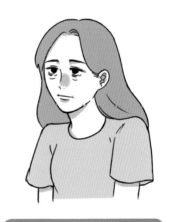

脾氣虛

眼袋、皮膚沒有光澤、容易疲倦、消化功能差、容易脹氣、軟便。

你有沒有注意到，眼袋常常在早上起床時較為明顯，但是起床幾小時後就會慢慢減小？這是因為我們起身活動一陣子以後，體內的水分代謝改善了，於是眼袋就會消減一點。但是忙碌了一天下來，眼袋又會在傍晚時分無力地下垂。「脾氣虛」的人不僅僅容易有眼袋，臉色會顯死白或萎黃，皮膚也會沒有光澤，人容易疲倦，消化功能差，容易脹氣或軟便。

「腎氣虛」則容易有黑眼圈

黑眼圈是指眼睛四周呈現暗紫色，與局部氣血循環不佳有關。古醫書形容虛勞症患者為『內有乾血，肌膚甲錯，兩目黯黑』，但是有時候真的不用到身體虛勞的地步，只要常常睡不好、壓力大，有人就會長出黑眼圈了。有黑眼圈的人，主要是「腎氣虛」，加上睡眠或休息不夠，眼周氣血便會瘀滯，於是眼圈呈青紫色或暗黑色。黑黑的熊貓眼圈，但是看起來一點也不像熊貓一樣可愛，反而看起來疲累又苦命的樣子。

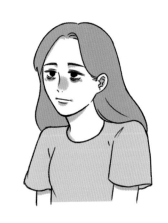

腎氣虛
▼
導致黑眼圈、臉色黯沉、記憶力衰退、失眠、腰痠背痛。

　　還有一種黑眼圈的成因則與鼻過敏有關，長期的鼻竇炎或過敏人，也屬「腎氣虛」的一種，同樣會造成鼻子兩旁的眼周氣血循環不良，此時就需要一併解決過敏問題，黑眼圈才會改善。「腎氣虛」的人不僅容易黑眼圈，臉色也會顯得暗沉，同時會有記憶力減退，夜不成眠，怎麼睡都睡不飽，腰痠背痛等症狀。

體內調養才是根本解決之道

　　眼袋和黑眼圈的解決方式，雖然也可以靠醫美或微整型手術來改善，但是醫美手術絕非一勞永逸，因為只要體質還是老樣子，沒有往內改善「脾氣虛」或是「腎氣虛」的問題，日後眼袋和黑眼圈還是很有可能再度現身，因此醫女要教妳們內外兼顧，才有可能擁有美麗健康的雙眼。

▶ 調養祕訣 1：**平躺著睡覺**

　　對於脾氣虛、腎氣虛的人，不熬夜、不過勞、夜夜充足睡眠，都會有助於改善眼袋和黑眼圈困擾。尤其有眼袋的人，還有一招叫做『平躺睡』，聽起來是否有點好笑？但是，其實真的是這麼簡單，想要對抗地心引力造成的眼袋浮腫，晚上睡覺請平躺著睡，改善單側眼袋循環不良的問題，還可減少臉部皺紋和皮膚下垂。

▶ 調養祕訣 2：**飲食必須清淡**

　　眼袋或臉部容易浮腫者，要避免吃過鹹或是調味過重的食物，否則隔天起床就會有報應。還有睡前勿喝過多的水，小心脾氣虛造成的水分代謝不良，也是會留到明天早上現身於眼袋上的。

▶ 調養祕訣 3：**改善眼周局部循環**

　　改善黑眼圈最直接的方法，就是局部進行眼周穴位的按摩、刮痧或溫敷。此外，尤其是腎氣虛以及鼻過敏的人，一定要加強調整體質，規律的運動可以促進氣血循環，改善黑眼圈問題。

▶ 調養祕訣 4：**少食寒涼食物**

　　脾氣虛者容易眼袋浮腫或者身體浮腫，切記要少吃寒涼食物，以免浮腫難消。可以美肌又補脾的食材有銀耳、燕窩、玉竹、百合、白果、山藥等。腎氣虛者大多循環不好，可多吃溫暖活血的食物，才能改善黑眼圈。活血化瘀又補腎的食材則有黑木耳、肉桂、黑豆、紅棗、枸杞、龍眼等。

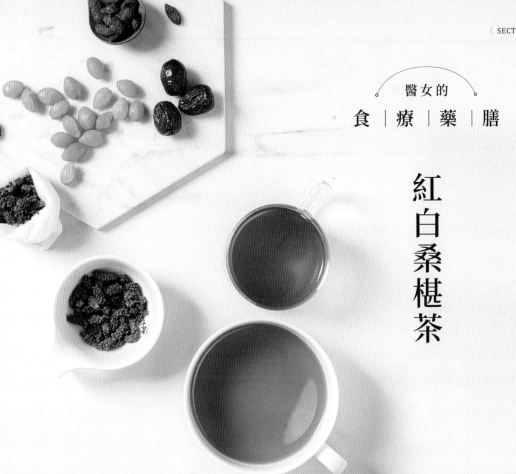

醫女的
食 ｜ 療 ｜ 藥 ｜ 膳

紅白桑椹茶

材料 紅棗 12g，白果 9g，枸杞 9g，桑椹 9g，淨水 500c.c

作法
1. 把中藥材混勻一起碾碎後，用茶濾袋包好。
2. 用大碗裝冷水 500c.c.，和中藥茶袋一起放入電鍋中，外鍋加一杯水，隔水加熱蒸煮約 40 分鐘，當電鍋跳起後即可溫熱飲用。

 一天一服，可健脾養顏，潤氣色、消臉腫，以及改善色素沉澱、眼袋及黑眼圈。

保 | 健 | 穴 | 位

一旦出現眼袋或黑眼圈，最好的方法就是是眼周按摩及溫敷。按摩時可在眼周先塗上眼霜或按摩油，再用無名指的指腹輕柔按摩，每個穴位輕按 30 秒。眼睛周遭肌肉皮膚都較薄，所以用無名指的力度就好，千萬不要過度用力以免適得其反。按摩後可用毛巾溫敷眼周，或用化妝棉沾濕鹽水敷淚溝或眼袋。此外，茶葉裡的茶鹼也可消除水腫，因此泡過茶的茶包，也可拿來溫敷喔！

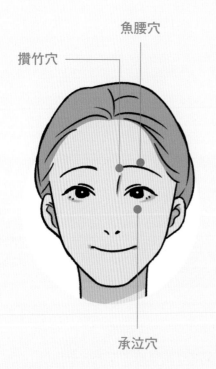

魚腰穴

攢竹穴

攢竹穴

承泣穴

攢竹穴

【取穴】眉頭有一小凹陷處，睛明穴上方。
【點按】使用手指定點按於眉骨上。

魚腰穴

【取穴】瞳孔直上，眉毛中點。
【點按】手指定點按於眉骨上。

承泣穴

【取穴】瞳孔直下，當眼球與眼眶下緣間。
【點按】手指深按於眼眶骨頭上。

陽白穴

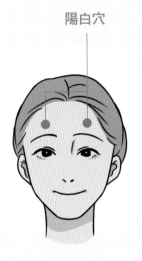

陽白穴

【取穴】瞳孔直上，眉毛上一橫指
　　　寬處。
【點按】使用手指定點按於額頭上，
　　　向上拉提。

絲竹空穴

【取穴】眉梢後小凹陷處。
【點按】手指定點按於眉骨上。

絲竹空穴

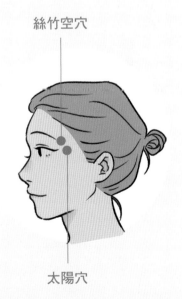

太陽穴

【取穴】頭部兩側，眉尾和外眼角
　　　向外凹陷處。
【按揉】手指垂直皮膚按壓，並旋
　　　轉打圈按揉。

太陽穴

04

臉上不管出現什麼斑，
統統不受歡迎

重點提示

01 ▶ 臉上有斑的原因經常是陽光或燈光曝曬、皮膚代
謝差造成。

02 ▶ 皮膚代謝差，臉上黑色素沉澱無法褪去，中醫認
為是因肝氣鬱結。

03 ▶ 有斑者外出時要特別注意防曬，也要從內在調理、
疏通肝氣。

什麼是肝斑？和曬斑不一樣嗎？

臉上出現斑點的原因很多，不管是曬出來的、累出來的、肝不好，還是年紀到了，有斑就是有斑，肝斑、曬斑都是斑，男生、女生都不喜歡！

臉上有斑，中文有好多稱呼：色斑、曬斑、黑斑、雀斑、瘀斑、肝斑、黃褐斑、色素斑、老年斑……，還有還有，懷孕時在臉上會出現的妊娠斑。英文對於臉上有斑的名詞也有好多種：Sun Spot、 Dark Spot、 Freckles、Liver Spot、Melasma、Age Spot......，而這一堆名詞，其實都是指同一件事。

我們常聽醫師說「肝斑」，雖然很多人不明白為何臉上的斑和肝有關，想說斑點不就是紫外線曝曬或是內分泌失調所引起的嗎？肝斑這名詞其實源自於中醫對臉上斑點的看法。

中年後，容易肝氣鬱結而長斑

古中醫稱斑點為「鼇黑斑」，是指臉上黃褐色或黑褐色的色素沉澱，這些斑點可大可小、邊界明顯，形狀不規則，摸起來平於皮膚，雖沒有任何病症，但會影響一個人的外觀。年輕的女孩患有鼇黑斑的不多，但是中

年婦女在兩頰、顴骨處或者鼻子兩旁、口唇四周都常見。古中醫觀察這些容易長斑的婦女，仔細地望聞問切之後，根據臨床大數據得到一個結論，就是中年「肝氣鬱結」的人，比較容易臉上長斑！

很多患者一看到斑就說是曬斑，其實把所有的問題都歸咎於太陽並不公平喔，一個人的體質與皮膚新陳代謝的快慢，這才是長斑與否的關鍵。的確，太陽曬多了，黑色素容易沉澱在皮膚上成為曬斑，這是絕對的真理，但是這無法解釋，為什麼年輕人無論再怎麼曬，卻也不會長斑呢？然而年過 30 以後，尤其進入 40 歲，就算是妳足不出戶，每天只照日光燈，卻也會開始出現斑點了。

我們不得不承認，女人到了一個年紀，尤其是有肝氣鬱結症狀的人，身體的氣血循環不僅會變差，臉上也會開始長出黃褐斑！皮膚的黑色素沉澱不易消失，顯示著你的肝臟的狀態為「過度操勞」。

女人天生比男人容易長斑

臉上有斑的人看起來比較累、操勞、蒼老。但有人可能會舉手發問，或是認為這根本就不公平：「醫生，為什麼女人好像比較容易長斑？男人

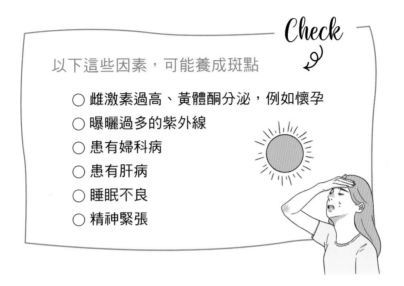

以下這些因素，可能養成斑點

○ 雌激素過高、黃體酮分泌，例如懷孕
○ 曝曬過多的紫外線
○ 患有婦科病
○ 患有肝病
○ 睡眠不良
○ 精神緊張

不是也會肝氣鬱結嗎？」

　　不要說中年婦女了，很多懷孕的年輕女生，也是一天到晚跟醫女抱怨斑點變多，無論是年紀、還是懷孕，女人的內分泌只要一改變，像是雌激素過高、或是黃體酮分泌，都會影響皮膚，造成色素沉澱。所以懷孕的女人不僅肚皮上有黑黑的妊娠紋，臉上也容易有黃黃的妊娠斑。

　　內分泌失調就像內憂，陽光就像外患，所以臉上有斑的人都要特別注意了。另外，如果患有某些特殊疾病，像是婦科病、肝病等等，也會讓妳

容易長斑，如果觀察到自己臉上的斑變多了，身體又有其他症狀的話，請記得一定要去看醫生。另外，像是睡眠不良、精神緊張，也會影響你的內分泌混亂，導致斑點增加，這些都是屬於中醫裡所說的「肝氣鬱結」的症狀，一定要注意改善喔！

▶ 調養祕訣 1：**好好調肝＋脾腎**

　　黃帝內經說到：「肝喜舒暢條達」，所以重視睡眠、規律運動、放鬆心情、生活減壓，簡而言之，要調養肝臟，良好的生活習慣絕對是預防臉上長斑的加分項。進一步了解，若色斑暗黑，表示體內腎水不足；若色斑黃褐連成片，表示脾虛，也要一併調理腎或脾。尤其是對懷孕、接近更年期的女人來說，好好調理肝腎脾三臟絕不可少。

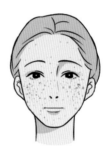

色斑暗黑
▼
表示體內
肝鬱＋腎氣不足

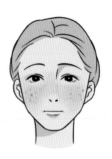

色斑黃褐
連成片
▼
表示體內
肝鬱＋脾虛

中醫有一藥方叫做「逍遙散」，顧名思義，是專門給肝逍遙的，肝逍遙了就不會肝鬱，於是婦女的斑就會散去。也可以試試看醫女下面給的消遙茶，比吃藥更可口，也是補肝好物。

▶ 調養祕訣 2： **多重視防曬和補水**

雖然醫女提倡多運動和走向大自然，去戶外活動曬太陽是好事，但是記得外出之前要擦防曬乳，並且曬後要立即洗臉和補充水分，包括多喝水和塗抹保養品保濕。我推薦最佳曬後保濕品為天然『蘆薈膠』，不僅可鎮定燒燙的肌膚，還可迅速給肌膚補水，有水份的肌膚就會有活力，才能預防黑色素沉澱。就算是在室內日光燈下工作的朋友們，也要記得塗防曬和補水，皮膚才會健康不長斑喔。

▶ 調養祕訣 3： **滋潤保濕加按摩**

如果想要淡化既有的黑斑，就要加強促進皮膚代謝。皮膚每28 ～ 45天會更新一次，基本的皮膚保濕要做好，再加上勤於按摩和敷臉，皮膚新陳代謝就會好，原有的斑點就比較容易代謝消失。

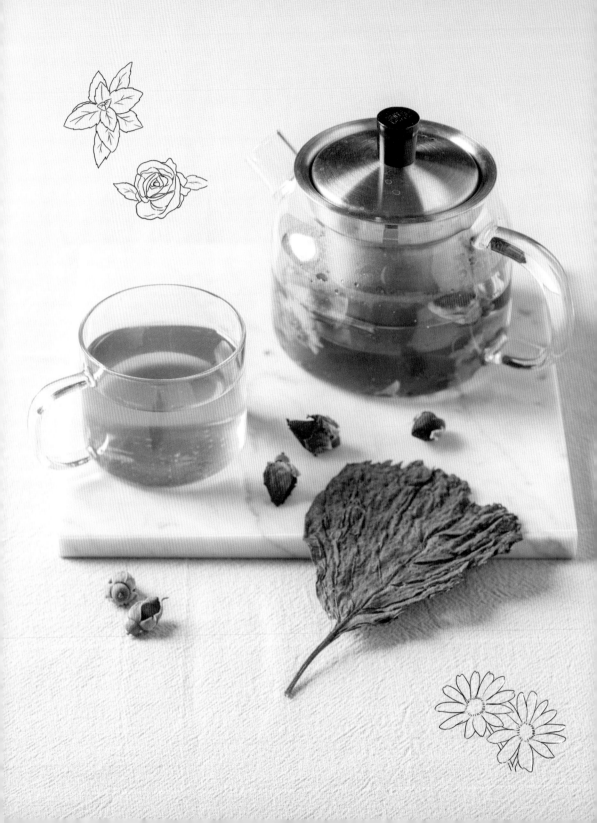

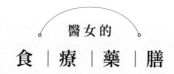

醫女的

食 | 療 | 藥 | 膳

逍遙茶

材料
菊花 3g，薄荷 3g，紫蘇 3g，川芎 3g，玫瑰 3g，紅棗 3 枚，500c.c. 熱水

作法
1. 以上藥材稍微沖洗，用茶濾袋包好。
2. 用 500c.c. 熱水沖泡約 10 分鐘即可享用。

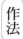

延伸保養 **外用淡斑面膜**

白朮、白芍、白蘞、百合、白蒺藜、茯苓、蓮子、綠豆、薏仁、珍珠粉，以上各取 100g，共同研磨成細粉，均勻混合後過篩備用。於洗臉擦乾後，取 3g 的面膜粉，用少量牛奶調勻成泥狀，先在斑點處敷上，再將剩餘面膜平均敷於全臉，靜待 5-10 分鐘以後，即可用溫水沖洗掉面膜，之後再進行日常保養。

醫女的
保 | 健 | 穴 | 位

斑點多半長在面頰、鼻子兩旁和口唇處，可使用蘆薈浸漬油搭配穴位
按摩，清爽又修復。以食指或中指指腹輕柔按摩臉部，以下穴位各點
穴一分鐘，直至皮膚產生輕微的溫熱感。

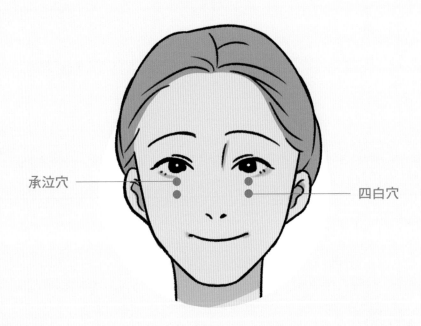

承泣穴　　　　　　　　　　　　　　　　　　　　四白穴

承泣穴

【取穴】瞳孔直下，當眼球與眼眶下
　　　　緣間。
【點按】食指深按於眼眶骨頭上。

四白穴

【取穴】瞳孔直下顴骨凹陷處，眼眶
　　　　下緣一橫指。
【點按】手指垂直皮膚按壓。

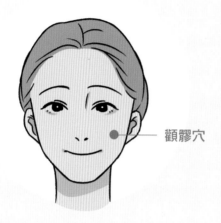

顴髎穴

【取穴】外眼角直下，顴骨下緣凹
　　　陷處。
【點按】以食指深按於骨頭上。

顴髎穴

地倉穴

【取穴】瞳孔直下，與口角外側交
　　　接處。
【點按】食指深按於牙齦上。

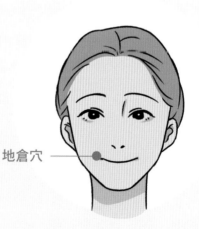

地倉穴

05

「暈眩」多是體虛引起，
調理體質可以改善

01 ▶ 暈眩有姿勢性頭暈（蹲下過久）、生理性眩暈（暈車暈船），還有體質性頭暈。

02 ▶ 中醫將體質性頭暈分為：血虛、腎虛、痰飲、肝風等不同原因。

03 ▶ 暈眩多為體虛之人，可透過食物和藥膳改善。

你有過頭暈的感覺嗎？那滋味很不好受吧？像是頭只要稍微一動就會感到暈眩站不住，有些人感到眼前一黑快要昏倒，還有一種是梅尼爾氏症引起，整個房間像是天旋地轉一般。

暈眩短則兩三秒，長則幾分鐘，但那段短短的時間就像是和世界快斷訊了，真有點可怕。蒼白的少女會頭暈，豐滿的大媽也會頭暈，瘦弱的老人更是常頭暈。頭暈看似比較常發生於女生身上，但其實男人頭暈也不在少數，只是他們會逞強著不說。

偶發性的頭暈，你一定也曾有過

偶發的「頭暈」（Dizziness）有很多，過於勞累、肚子餓、沒睡飽、激動焦慮、緊張壓力大都有可能，發生的症狀有頭昏腦脹、感覺虛弱、眼前發黑，甚至站不穩快要昏倒。但最常造成頭暈的是良性陣發性「姿勢性頭暈」，例如蹲太久一下子站起來，眼前會發黑或頭暈，這種狀況每個人多少都會經歷過一兩次，不用特別擔心。還有坐車、坐船或坐飛機，有些人就是容易暈車或暈船，這稱為「生理性眩暈」，與內耳不平衡有關。也有人感冒或耳朵發炎時會頭暈，生病時會暈的特別厲害，但痊癒後頭暈通常就好了。

如果你的經驗不止於此，頭暈時還會感覺到整個空間都在旋轉，或周遭環境都在移動，那就是另一個等級的「眩暈」（Vertigo）了。 少數患有梅尼爾氏症的人就是這種暈法，只要一累或一激動，就會無預警地暈起來。還有一些常犯偏頭痛的人，也會和頭暈一起發作，覺得只要一睜開眼睛，世界都在晃動，像喝醉一樣。還有一個容易頭暈的病症是貧血，尤其是年長者或身體較虛弱者，起身或改變姿勢時都要慢慢來，不然馬上頭暈。

中醫講的血虛，最容易頭暈

經常性的頭暈，例如一天有好幾次，或幾乎每天發作，請務必要就醫，因為會影響你的日常生活。試想，如果是開車的時候頭暈，或者你在過馬路時忽然頭暈眼前發黑，是否很危險？必須找出頭暈的原因，想辦法根治或控制。畢竟頭暈本身並不會威脅性命，但忽略病情的你才會。

中醫裡談「頭暈」談了很多，像是血虛、腎虛、痰飲、肝風都會引起頭暈，但這些不同於「姿勢性頭暈」或「生理性眩暈」，我們統稱為「體質性頭暈」，是可以調理體質而改善的。其中最容易引起頭暈的就是「血虛」了。但中醫的「血虛」與西醫的「貧血」（Anemic）是不一樣的喔。很多西醫抽血檢驗正常的人，也有可能「血虛」。

「血虛」不一定是病，但需要好好調理

什麼是「血虛」？這是屬於中醫診斷的體質之一。中醫所說的血虛人會有一些症狀，例如虛弱體質、臉色蒼白或萎黃、唇色蒼白或青紫、頭昏眼花、心悸、怔忡健忘、失眠多夢、手足容易麻木、大便秘結 (便祕) 等等。以上這些症狀，許多容易頭暈的人都會合併發生，所以說中醫診斷的血虛人不一定有貧血，但是貧血的人卻多少都會有中醫的「血虛」症狀。這不是繞口令，意思是很多人會犯頭暈，西醫上不認為是一種病，但是中醫卻認為需要重視而且好好調理。

除了血虛以外，還有以下腎虛、痰飲、肝風等也會造成頭暈。

▶ 1.『血虛』性頭暈

血虛性的頭暈以頭昏眼花、臉色蒼白或萎黃為主要特徵。女性還會有月經量少的症狀表現。

▶ 2.『腎虛』性頭暈

腎虛頭暈的表現是以頭昏腦脹、怔忡健忘、虛弱為主要特徵。所謂「怔忡」就是容易受驚嚇、不安。

▶ 3.『痰飲』性頭暈

痰飲性頭暈以頭昏渾沌、體型肥胖、心悸為主要特徵。

▶ 4.『肝風』性頭暈

肝風性頭暈和情緒的波動最有關。情緒是引發主因，但也是因為肝虛所以才會不敵頭暈。

無論你是血虛的少女或是腎虛的老人，只要你屬於這四類「體質性頭暈」，身體多少都有點虛，就需要補血、補虛、祛痰、平肝風。尤其是血虛人，透過食療藥膳好好改善體質，就能有效減少頭暈。

「體質性頭暈」可以服「歸脾湯」、「天麻鉤藤散」或「聖愈湯」等中藥作為保養，但須經中醫師確認後才可使用。但若是因為最近比較累、氣血不足偶發的頭暈，則可以用藥膳進補。美味的藥膳是中藥和食材或肉類同煮而成的。中醫認為，動物為「血肉有情之物」，牛、羊、雞、豬、或魚肉一起入藥，能助草藥補氣血之力，所以很多著名的中藥湯方，都會加入肉類變成藥膳燉湯，因為食補比藥補更容易被人體所接受，身體更容易吸收養分。

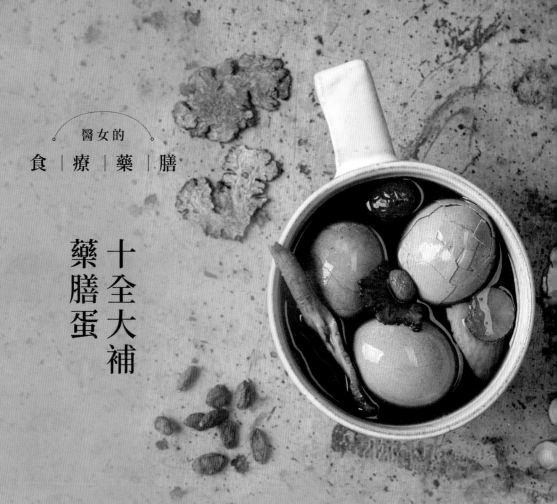

醫女的
食|療|藥|膳

藥膳蛋 十全大補

材料　人參 9g（燥熱者可換成黨蔘或西洋蔘），白朮 12g，茯苓 18g，甘草 3g，當歸 9g，熟地 12g，川芎 9g，白芍 9g，黃耆 9g，肉桂 3g，枸杞 9g，紅棗 5-7 枚，鹽適量

作法　中藥材稍微沖洗，放入鍋中加水 1000 c.c.，再放入白煮蛋約 8-10 顆一起煮，水滾後轉小火燉煮 60 分鐘，關火後再燜 60 分鐘以上。

像煮茶葉蛋一樣，白煮蛋的蛋殼可先用湯匙輕敲出裂痕，這樣燉煮時藥汁可以充分被吸收。煮好的藥膳蛋可以每天吃 1-2 顆，隨時補充元氣。

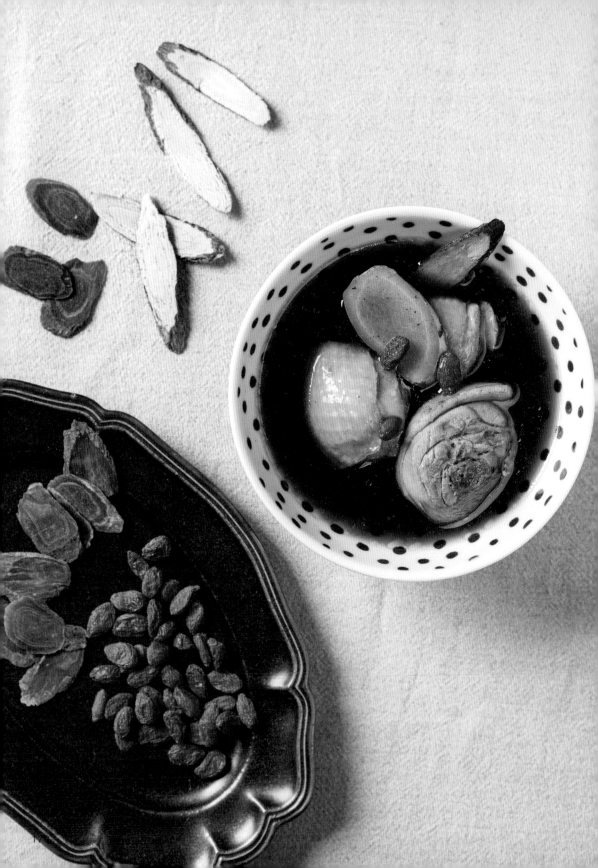

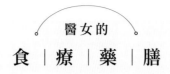

醫女的
食 | 療 | 藥 | 膳

八珍燉雞湯

材料

人參 9g（燥熱者可換成黨蔘或西洋蔘），白朮 12g，茯苓 18g，甘草 3g，當歸 9g，熟地 12g，川芎 9g，白芍 9g，紅棗 5-7 枚，雞腿或排骨切塊 350g，生薑 3-5 片，1000-1200c.c. 淨水，枸杞子 3-6g，鹽，麻油適量

作法

1. 中藥材稍微沖洗，放入鍋中加水 1000-1200c.c. 煮成中藥湯底。

2. 另一鍋子放入雞腿（或排骨）汆燙去血水，再將肉塊放入中藥湯中一同燉煮，並加入薑片。水滾後轉小火，燉煮 40-60 分鐘即可熄火，加入適量鹽和麻油提味，撒上枸杞子燜一下更入味。

如果是久蹲站起時突然眼前發黑的「姿勢性頭暈」，請立刻坐下或躺下，可以點按百會穴和太陽穴、風池穴。若是暈車暈船的「生理性眩暈」，請按摩內關穴、翳風穴和合谷穴，點穴各約一分鐘即可。

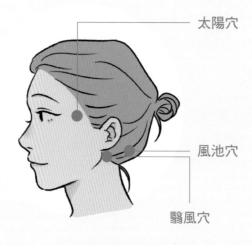

太陽穴

風池穴

翳風穴

太陽穴

【取穴】於頭部兩側，眉尾和外眼角向外凹陷處。

【按揉】拇指垂直皮膚按壓，並旋轉打圈按揉。

翳風穴

【取穴】位於耳垂後方，耳後高骨和下頜角之間的凹陷中。

【點按】垂直皮膚按壓，食指深按。

風池穴

【取穴】頸後枕骨卜兩側凹陷處，以掌心包住耳朵，十指張開，拇指所觸之處即是。

【按揉】拇指抵住枕骨，並旋轉打圈按揉。

百會穴

【取穴】頭頂正中央，兩耳尖向上連
　　　 線處。
【點按】垂直皮膚按壓，手指朝頭頂
　　　 下方點按。

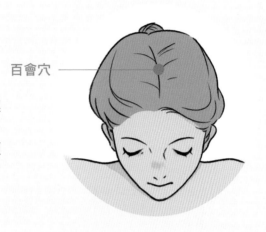

百會穴

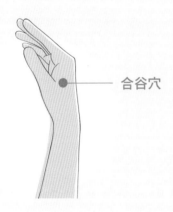

合谷穴

合谷穴

【取穴】位於一、二掌骨間，將大拇
　　　 指食指用力併攏，肌肉最高
　　　 點即是。
【點按】垂直皮膚往下按壓，拇指食
　　　 指可內外一起對按。

內關穴

【取穴】手腕的腕橫紋向上三指寬，
　　　 於兩筋之間。
【點按】垂直皮膚按壓，拇指食指可
　　　 內外一起對按。

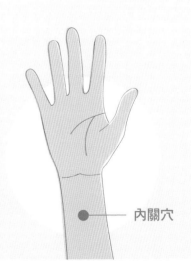

內關穴

06

賴床愛睡懶覺，
與肝不好有關

重點提示

01 ▶ 春天特別容易賴床或睡懶覺，是因為春天屬木屬
肝，「春睏」就是提醒肝要休息。

02 ▶ 平日就愛睡懶覺的人也是肝有需要，可以是「肝
氣虛」、「肝血虛」、「肝氣瘀」之人。

03 ▶ 體質調理好，肝的氣血充滿，自然就不易愛睏、
賴床或睡懶覺。

老是覺得睡不飽，原來是「春睏」惹的禍

春天的時候有「春睏」，如果春夏秋冬都愛睡的話，就是「愛睏」。

「春睏」很獨特，只會發生在春天。平常不是那麼愛睡覺的人，在春天來臨的二、三、四月，變得有點愛睡覺，就算晚上一樣準時上床，但是隔天早上就是無法準時起床。本來不賴床的人，在這個春暖花開的時節，常會不小心發生上班誤點、週末睡到中午、約會遲到被女友翻白眼等慘況。

春天屬木，與肝相應，應順勢養肝

「春睏」最可能會發生在一種人的身上，就是肝不好的人。根據中醫的五行理論，四季都有其屬性，分屬木、火、土、金、水。而春天屬木屬肝，此時外在的大白然草木生發、生機盎然，而人體內在的肝也需舒暢發達、養氣養血，肝臟如同草木，需要生生不息。

所以人類的身體很奇妙，在春天的此時，我們會自然啟動肝的療癒機制，提醒那些一年到頭忙碌睡不好的人，你的肝累了！所以春天就需要好好睡覺養肝。

而肝不好的人，又可細分為「肝氣虛」、「肝血虛」、「肝氣瘀」三者：

- 「肝氣虛」：容易呼吸短淺、呼吸不順、很需要休息、很重睡眠的人。
- 「肝血虛」：像是貧血、臉色蒼白萎黃的女生或老人。
- 「肝氣瘀」：平日工作緊張、生活高壓的都會人，勞心勞力者都有。

11 點就躺平睡覺，才能好好養肝

中醫理論認為「肝」是最需要完整休息的臟腑，因此睡眠品質對肝臟來說最重要。主要是「肝主藏血」，「臥則血歸於肝」，中醫很看重肝的血庫是否充足，而睡覺可讓血液回流到肝臟，保持最高庫存量。所以中醫師很喜歡叮嚀大家要早點上床睡覺，最好能在晚上 11 點以前就寢，因為晚上 11 點至半夜 3 點是子時和丑時，子午流注開始進入肝膽兩個經絡的巡行時間，這時候躺平睡覺，才能好好養肝。

所以說「肝氣虛」的人很需要「睡好覺」，「肝血虛」的人更需要「睡長覺」，最好要睡超過 8 小時，而「肝氣瘀」的人容易腰酸背痛，但只要「睡飽覺」，痠痛就會自然不藥而癒了。好的睡眠對於養肝來說真的很關鍵！「春睏」是在提醒你在此時好好養肝，並不是你生病了。

愛賴床的原因，一樣是「肝」出問題

　　然而，一年四季都「愛睏」喜歡睡懶覺的人，又是怎麼回事？我相信對於這個話題，做父母的應該很有感。有些孩子睡得好，早上一叫就起床，有些孩子起床時卻一定得三催四請還不願意起來。這是為什麼呢？其實一樣是「肝」的問題。

　　早上起得來的孩子大都是肝氣飽滿，起床後精神抖擻，活動力旺。而那些睡再多都嫌不夠、不叫他就不起床的孩子，其實是「肝氣虛」或「肝血虛」。因為肝氣虛或血虛，導致睡眠不深沉，也會在睡覺時翻來覆去或手腳亂踢，還會做夢、說夢話、磨牙等，嚴重者還會尿床。也因為沒睡飽，所以第二天起床變得很難，就算起床了，也會顯得無精打采。

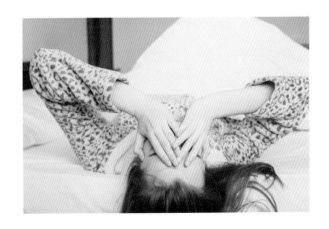

而長大後，這些「肝氣虛」或「肝血虛」的孩子，還會出現進階版，更進一步變成「肝氣瘀」的愛睏人。「肝氣瘀」的人常常因為生活緊張或忙碌而導致睡眠不足，也因為腦神經太亢奮造成睡眠品質不佳，老是做噩夢、夢見被狗咬、被人追殺、趕不上公車等等。好不容易噩夢做完了，進入無夢的睡眠時間，轉眼間又天亮了，又得出門上班。於是週末或放假時，「肝氣瘀」的人最愛的就是補眠，能賴床就賴到底、早上請不要叫我、約會請不要約早上。

肝不好則容易做事三分鐘熱度

　　這些愛睏、常常賴床、喜歡睡懶覺的小孩或大人，腦子通常都很好，思維能力強，但是運動細胞都很差。他們容易喊累、做事虎頭蛇尾，常常快做完的時候忽然說不想做了。

　　「肝血虛」的愛睏人還容易頭暈、臉色蒼白、四肢瘦弱無力。如果你身旁有這樣的孩子、男女朋友、老公老婆，請不要嫌他自制力差、愛賴床，因為那是「肝」不好造成的。為了促進家庭和諧，請一起從養肝開始做起！

醫女的

食 | 療 | 藥 | 膳

精神茶 早起

材料	丹參 3g，芍藥 3g，酸棗仁 3g，香附 3g，厚朴 3g，桂枝 3g，紅棗 3-5 枚， 500c.c. 淨水

作法	1. 藥材稍微沖洗，用茶濾袋裝好，用 500c.c. 熱水燜泡約 10 分鐘即可飲用。

一天一服，添加少量蜂蜜更有味道。女生經期時也可喝，早上起床更有元氣。

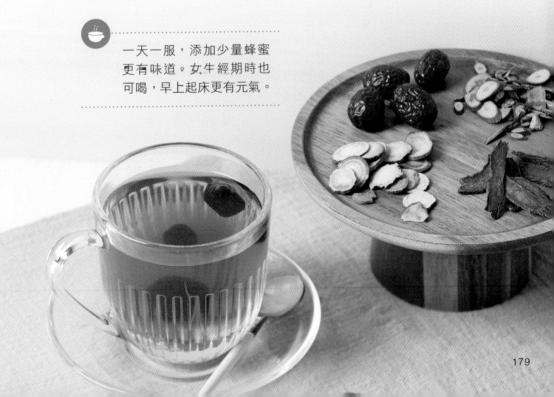

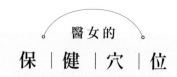

醫女的

保 | 健 | 穴 | 位

下面的穴位可以自己按摩，也可以幫喜歡賴床的小孩點按，喚醒他的
臟腑，人就會自然甦醒。

太衝穴

【取穴】從大二腳趾足縫，向內找到
　　　　骨頭交接凹陷處。
【撥筋】手微握拳，用指關節從足縫
　　　　向內撥筋。

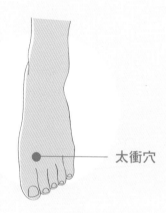

太衝穴

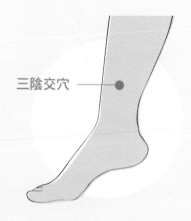

三陰交穴

三陰交穴

【取穴】足內踝正上方三橫指，脛骨
　　　　內側緣凹陷處。
【按揉】拇指垂直皮膚按壓，並旋轉
　　　　打圈按揉。

大包穴

【取穴】腋下中線上,位於第六肋間隙。
【按揉】手掌垂直皮膚按壓,並旋轉打圈按揉。

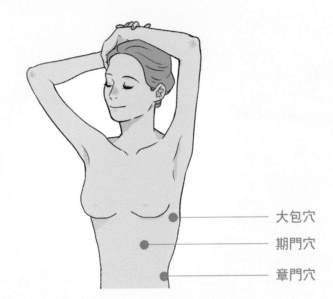

大包穴
期門穴
章門穴

期門穴

【取穴】乳頭正下方,第六肋間隙。
　　　　乳頭是第四肋間隙,向下兩
　　　　個肋間隙即是期門穴位置。
【撥筋】手掌垂直皮膚按壓,並旋轉
　　　　打圈按揉。

章門穴

【取穴】位於人體側腹部,11 肋游離
　　　　端下方。
【按揉】手掌垂直皮膚按壓,並旋轉
　　　　打圈按揉。

07

一天到晚生小病，
其實你是免疫力低落

01 ▶ 免疫力差的人容易生病，包括感冒、過敏、腸胃
炎等。

02 ▶ 中醫說你「氣虛」＝免疫力差。

03 ▶ 氣虛的人好好補肺脾腎，也是會有頭好壯壯的出
頭天。

你是不是那種，只要身旁有人感冒，你也會跟著打噴嚏的人？流感爆發時，就一定有你的份？容易生病的人不一定是生大病或有慢性病，通常就是免疫力差（poor immunity）。「免疫力差」指的是人體自身的免疫系統低下，也就是第一線的防禦機制不夠健壯，無法識別或消滅外敵，像是黴菌、細菌、病毒等。小孩腮腺炎、水痘、手足口病，大人流感、病毒感染、過敏、腸胃炎等都是。

「自體免疫力」就是最好的藥

美國的家庭醫生，對於感冒、腸胃炎或是過敏等症狀，是不會開處方藥的，有時候連小孩感冒發燒都不開藥，頂多叮嚀多喝水多休息。這是醫生經專業判斷之後，認定感冒其實「無藥可醫」，無論是抗生素或是消炎藥，都只是輔助工具，人體本身的免疫力，才是我們最大的藥廠，免疫力上升，自然抗病成功不藥而癒。

中醫更進一步地認為，免疫力差的人屬於「氣虛」。「氣」在外，屬於人體的第一層健康系統，就像是人體的保護罩，維護著一個人的身體健康。『正氣存內，邪不可干』、『伏邪既存，正氣必攻』就是這個意思。所以一個人「氣虛」時，外邪就會容易入侵，趁機欺負虛弱的人體造成生

病。而另一種「氣虛」的狀況更不好，像是容易反覆生病，老是無法痊癒，所以氣虛人很容易從感冒變成重感冒，甚至演變成肺炎。外在的流行性傳染病，像是 2003 年的 SARS 或是 2020 年的新冠病毒 Covid-19，最喜歡「氣虛」的人了。

哪些臟腑容易「氣虛」，造成免疫力低下？

一、肺氣虛

一年之中感冒或流感中標超過 2-3 次，還有季節交替時一定鼻子過敏者，通常是肺氣虛，要加強補肺氣。

二、脾氣虛

生了病就很難痊癒的人，例如感冒時間很長，或是一感冒就容易轉成重感冒。還有像是容易腸胃炎，就算病好還是消化力很差、老是軟便或脹氣者，都屬於脾氣虛。

三、腎氣虛

很多人感冒病好了，體力卻變得很差。甚至感染了俗稱「皮蛇」的病毒型帶狀皰疹，如果病好了後卻一直覺得痛感未除，可能都是腎氣虛的表現。

補氣養氣，就能免疫力 UP

有沒有可能以上兩個臟腑都氣虛，或者是三個全中呢？有可能喔，但請不要驚慌。只要用中醫調養加強自己的免疫力，就能減少生病，中醫師們相信，人體若有正氣在，就不容易受到邪氣感染，這就是上乘的「預防醫學」。既然正氣充足的人不易生病，所以氣虛者要懂得培養正氣，也就是「補氣」，無論是小孩氣虛或是大人氣虛，都可以靠調理改善，氣虛絕對是可以自救的。

一、氣要好好練

氣虛人要積極的練氣，才能養好身體、增強免疫力，最好的方式就是運動！養成好的運動習慣，像是健走、慢跑、游泳、騎車、打拳、練太極、健身運動等等都可以，運動增強免疫力，自然不易被小小的細菌病毒打敗。

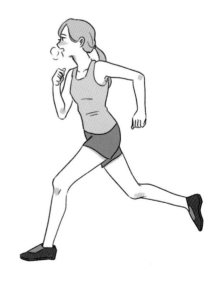

二、飯要好好吃

氣虛者都不要吃太多耗氣之品，像是油炸、辛辣、重口味食物等都耗氣。

肺氣虛的不要吃燒烤之物，也要遠離爐火油煙。脾氣虛的要選擇容易消化的食物，切勿過時不食，忽飢忽飽。腎氣虛的要注重細嚼慢嚥，不可以暴飲暴食，也不可以不吃東西。

肺氣虛▶
少吃燒烤、遠離油煙

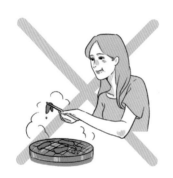

腎氣虛▶
注意細嚼慢嚥、不可
暴飲暴食

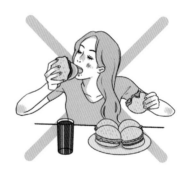

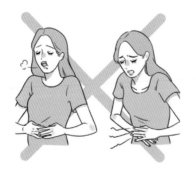

脾氣虛▶
吃易消化的食物，切勿
過時不食、忽飢忽飽

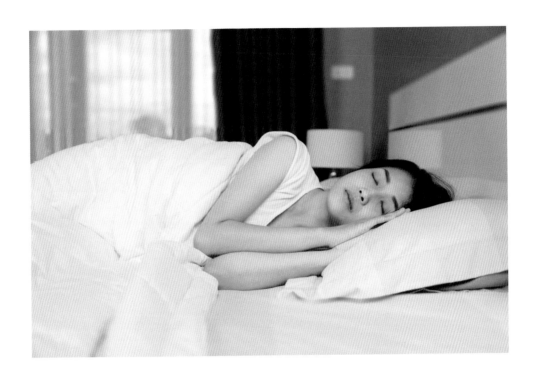

三、病要好好養

　　如果生病了就不要逞強，有些人生病了卻還照常上班、上課，甚至熬夜趕工、三餐亂吃、冰冷不忌，這樣不僅生病會好的慢，也會傷及免疫力。

　　平時若覺得疲累，感覺就快要生病了，記得喝點醫女介紹的補氣茶和補氣雞湯，以增強免疫力。無論是肺氣虛、脾氣虛、腎氣虛者都可以進補。

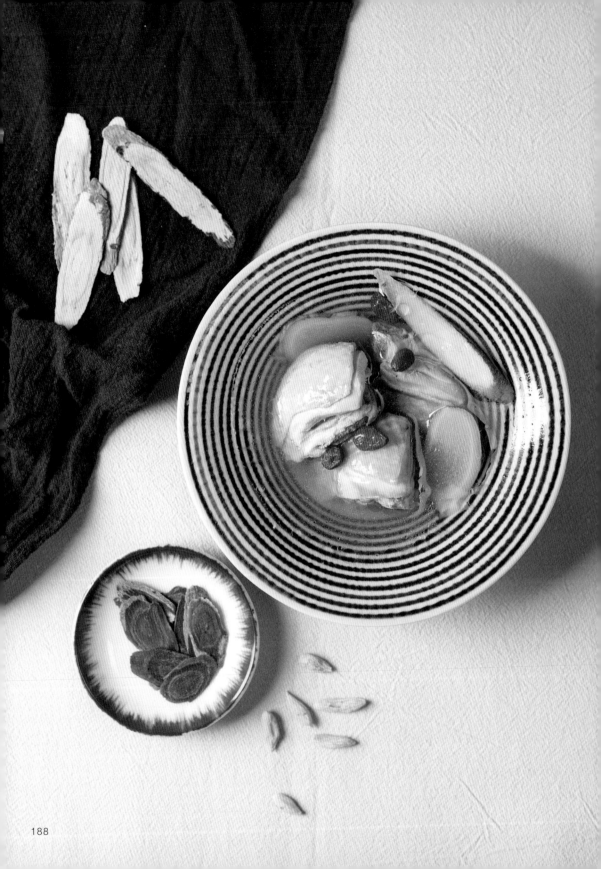

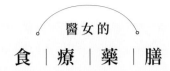

醫女的

食｜療｜藥｜膳

補氣雞湯

材料
黃耆 24g，人蔘或西洋蔘 12g，麥冬 12g，枸杞 1 大匙，
1000c.c. 淨水，雞腿 1 支切塊，生薑 2-3 片，鹽少許

作法
1. 中藥材稍微沖洗；雞腿放入滾水中汆燙。
2. 雞腿、生薑、中藥材加水一起燉煮至雞腿軟爛，起鍋前可
加點鹽提味即可。

體熱之人用西洋蔘，手腳冰冷或體虛者用人蔘；這道簡單
的雞湯是增強免疫力最好的補湯，可以多吃。

延伸藥膳 ▶ 補氣茶

【材料】黃耆 9g，紅棗 3-5g，枸杞 3g，生薑 18g，1000c.c. 淨水
【作法】中藥材稍微沖洗，加 1000c.c. 沖泡或煮滾，即可溫熱飲用。

一天一服，可以回沖熱水數次，滋潤又補氣。

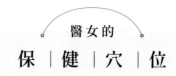

保 | 健 | 穴 | 位

肺氣虛 穴位按摩

雲門穴

【取穴】位在鎖骨下緣,向肩頭的方向摸到底,胸大肌之上緣與鎖骨的凹陷處即是。

【撥筋】用四個手指從腋下撥到乳房處。

中府穴

【取穴】雲門穴正下方隔一條肋骨即可找到。

【撥筋】用四個手指從腋下撥到乳房處。

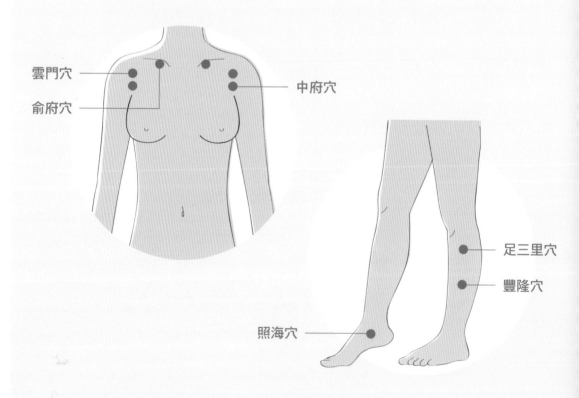

雲門穴
俞府穴
中府穴
足三里穴
豐隆穴
照海穴

脾氣虛 穴位按摩

足三里穴

【取　　穴】於小腿脛骨外側，膝蓋
骨外側下方凹陷找到外
膝眼，由外膝眼往下四
橫指處。

【空拳敲打】建議以空拳，在穴位上
敲打，穴位上下都要一
起敲打，以疏通胃經。

豐隆穴

【取穴】外膝眼和外踝尖，連成一條
線，找到中間點，距離脛骨
外側兩指寬處。

【按揉】手指垂直往下按壓，並旋轉
打圈按揉。

腎氣虛 穴位按摩

俞府穴

【取穴】找到鎖骨內側骨節，再向外
測量三指寬，位於鎖骨下緣
即是。

【按揉】手指垂直皮膚按壓，並旋轉
打圈按揉。

照海穴

【取穴】位於足內側，內踝尖下方凹
陷處。

【點按】垂直皮膚按壓，用拇指朝骨
頭按進去。

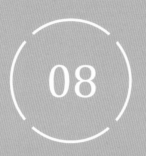

要美不要老，
延緩更年期報到

男女都會有,「更年期」不是女人專利

男人怕老,女人更怕老。通常一個人是如何意識到自己變老的?走路走不動?膝蓋痛?體力變差?女人大約從 45 歲左右開始,每個月都會有件事提醒自己老之將至:我月經怎麼還沒來?我是不是進入「更年期」了?

更年期(Menopause)這三個字,真的不是女人的專利,男人也會有更年期!只不過男人管它叫中年危機(Middle Age Crisis)。但當女人月經要來不來、不再有排卵、不再有生殖能力、不用上超市買衛生棉時,就是正式進入更年期,離接下來的老年期真的不遠了。步入老年的前一站「更年期」,到底會是什麼?

中醫經典《黃帝內經素問篇》:「女子七歲,腎氣盛,齒更髮長;……六七三陽脈衰於上,面皆焦,髮始白;七七任脈虛,太衝脈衰少,天葵竭,地道不通,故形壞而無子也。」

上面這段話意思是這樣的:女子 7 歲開始發育,14 歲來月經,然後直上人生高峰。一直到 42 歲時,臉上的經脈開始氣衰、臉泛黃發黑、頭髮發白。接著 49 歲任脈衝脈腎氣也衰了,外表就「形壞」,開始蒼老了,而所謂「天葵」的月經也沒了,此時也無法生育了。

當然不是所有的女人都是一到 49 歲就會準時進入更年期，那麼該怎樣判斷呢？月經量少或停經是重要徵兆，更年期的其他症狀也是判斷的依據。

- 月經量少或停經：當女性 45 歲以後，經期拉長或經量減少，若一年以上未有月經，即是停經。

- 更年期症狀：潮熱、盜汗、頭暈、心悸、貧血、皮膚眼睛乾燥、陰道乾燥發炎、尿道炎頻尿、憂鬱、情緒起伏、失眠、口乾舌燥、變胖、骨質疏鬆等。

「肝腎陰虛」，更年期來報到

在中醫裡，更年期的症狀被界定為「肝腎陰虛」，可以看待成是一種自然老化的現象。所謂「陰虛」，指的就是身體裡的水分乾涸，像是血液、津液等，都會明顯變少，所以月經量少、停經、貧血；口乾舌燥、眼睛乾燥、皮膚乾燥、陰道乾燥；疲倦、失眠、盜汗等，都是「肝腎陰虛」的表現。而肝腎兩臟，也主掌了婦科和荷爾蒙，當肝腎兩臟開始老化，子宮卵巢就會乾萎，女性荷爾蒙下降，身體也就不再排卵，停止生育功能。

女人停經進入更年期，雖然平均值為 49 歲，但為何身邊的女性朋友們，有人 45 歲就停了經，但卻有人 55 歲才停經？每個人進入更年期的時間，與妳人在中年期時，也就是 40 歲時有沒有好好保養有關。拜現代醫學之賜，讓月經再多來幾年，延緩更年期到來並不是什麼難事。西醫使用人工荷爾

蒙，都可以讓 55 歲停經的老婦人再度懷孕，而中醫的抗衰老療法，使用中藥配合藥膳食療，也可以讓女人的腎氣充盈，氣血調和，讓月經多來幾年，晚一點開始更年期。所以延緩更年期有兩大重點要做：第一是讓月經順暢無礙，第二是讓更年期症狀不出現。

近年來女人的平均壽命是 74 歲左右，比起十九世紀初女性，足足要多活 40 年。所以古時候的 45 歲已經是超級老人了，但現在女性進入更年期之後，還有一倍以上的日子要活！人生的下半場始於更年期，所以醫女說啊，女人們一定要好好保養，才能越老越辣、美麗又健康！

陰陽都要補，肝腎才年輕

雖說更年期是「肝腎陰虛」，從字面上來說，應該要養陰補陰才是。但中醫很玄，還說了一句「陰中求陽、陽中求陰」。原文是這樣說的：「善補陽者，必於陰中求陽，則陽得陰助而生化無窮；善補陰者，必於陽中求陰，則陰得陽生而泉源不竭」。所以中醫認為腎有陰陽之氣，補陽能助陰，所以說陰陽皆要雙補，才能讓肝腎滋潤。補腎的藥材有杜仲、桑寄生、人蔘；補陽的食物有牛羊肉、山藥、胡蘿蔔等；養肝的像是枸杞子、當歸、玉竹等；滋陰的有各式煲湯、牛羊奶、 豆漿等，都是很好的選擇。

當歸山藥羊肉湯

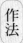 **材料** 當歸 18g，蔘鬚 9g，肉豆蔻 6g，羊肉切塊 500g，新鮮山藥 300g，八角、茴香各少許，1500c.c. 淨水

作法
1. 中藥材稍微沖洗，加入 1500c.c. 淨水先用熬成高湯；新鮮山藥去皮、切塊。
2. 另起一鍋熱水汆燙羊肉後，把羊肉、山藥一起加入中藥高湯內熬煮至羊肉軟熟即可。

也可添加白果、胡蘿蔔配菜。

延伸藥膳 黃耆玉竹枸杞火鍋

【材料】黃耆 9g，玉竹 12g，枸杞 6g，生薑 2-3 片，
　　　　豬骨高湯 1500 c.c.（可加些牛奶或豆漿）
【作法】1. 中藥材稍微沖洗，和高湯、生薑一起煮滾當鍋底。
　　　　2. 隨意添加各種新鮮蔬菜和牛肉、羊肉片一起當小火鍋吃，
　　　　　 非常滋補美味。

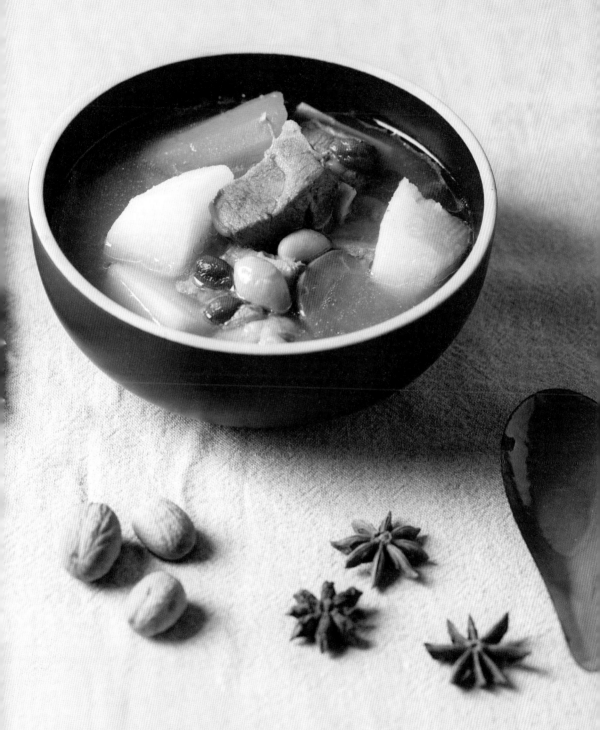

想要預防更年期，最需要保養的是肝經、腎經和任脈，時常按摩強化此三條經絡，並搭配瑜伽伸展，絕對讓妳的荷爾蒙再正常幾年。以下三穴可以自我加強點穴按摩。

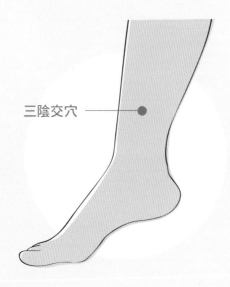

三陰交穴

三陰交穴

【取穴】足內踝正上方三橫指，脛骨內側緣凹
　　　　陷處。
【按揉】拇指垂直皮膚按壓，並旋轉打圈按揉。

關元穴

【取穴】位於肚臍正下方四橫指處。
【點按】可用食指中指一起垂直往下深壓。

歸來穴

【取穴】先找到肚臍正下方六橫指處，再向左右兩側分別三指寬即是。
【點按】可用食指中指一起垂直往下深壓。

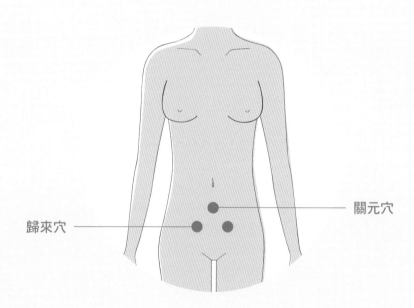

歸來穴

關元穴

［ 50＋ ］
把身體養好，
疾病遠離不來找

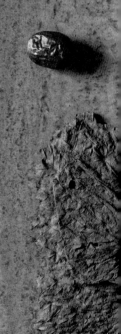

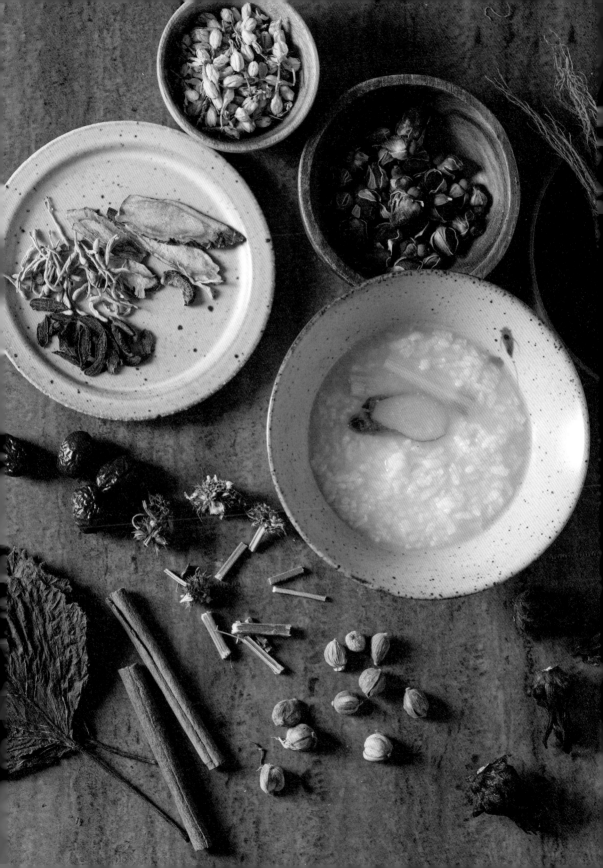

01

口臭很惱人，
一張口就知道有沒有

01 ▶ 口臭、口氣都不好，與口腔、肺、胃都有關。

02 ▶ 除了口腔清潔要做好，若鼻竇炎、菸酒不改掉，
也是枉然。

03 ▶ 善用天然除口臭法，不傷口腔又養身。

　　「口臭」真的很惱人，就算是美女，如果有口臭絕對令人退後三步屏住呼吸，型男口臭一樣形象大扣分啊！

　　我們偶爾會有口氣是正常的。早上起床時、酒足飯飽後，或是吃完大蒜、洋蔥後，一張口就知道有沒有，甚至到隔天都還餘味未消。特別用清香的牙膏刷牙和漱口水漱口，或是飯後喝茶、喝咖啡等，可以稍微消除這些不怡人的味道。

「胃熱」、「肺熱」，都是口臭的原因

　　大部分的口腔異味，通常是因口腔衛生不良和牙齒清潔不佳所致，但鼻息肉、鼻竇炎、過敏性鼻炎等鼻部問題，則是口腔異味的第二大原因。其他像是糖尿病、腸胃發炎、胃食道逆流、抽菸、喝酒、嚼檳榔等狀況，也都與口臭有密切關係。還有，年過 50 以後，由於牙齦萎縮，造成牙齒間隙過大，容易卡住食物，引起口腔異味。

　　但是有一種口臭，只需張口，甚至不用說話，旁人便可聞到，與有沒有吃大餐，有沒有抽菸喝酒完全無關，那是一種長期存在的感覺，短則幾天，長則數年，中醫稱這種口臭為「胃熱」、「肝火旺」，口臭像是從胃、

經過食道、嘴巴傳出來的。還有另一種口臭為「肺熱」，光是呼吸的氣息就會被旁人聞到，一股口氣在嘴、鼻腔裡繚繞不去。

　　如果你在飯後喝茶、喝咖啡，或者嚼口香糖、刷牙、使用漱口水等，都無法解除你的口臭，以上這些都不管用時，就要考慮是「肺熱」或「胃熱」的問題了。

肺熱型口臭

1. 鼻竇炎、喉嚨發炎等，皆屬於肺熱，會引起口腔異味。
2. 長期抽煙者也會有肺熱造成的口臭。

胃熱型口臭

1. 牙齦發炎、牙周病、蛀牙、口腔疾病等，屬胃熱引起的口臭。
2. 常常暴飲暴食、喝酒過量，也會造成胃熱口臭。
3. 胃部的疾病如胃酸逆流、胃炎、或幽門桿菌等，更是胃熱口臭的成因。

在老祖宗的時代，刷牙還不普遍，非洲及美洲人有一個針對口臭和口腔保養的古老祕方，就是嚼「甘草棒」。你有沒有看過美國西部片電影裡，帥氣的牛仔騎在馬上，嘴裡啣著一根小樹枝嚼啊嚼的？那就是甘草棒。比筷子短的甘草棒，也就是帶皮的甘草樹枝，直接放在口中咀嚼，從左邊嚼到右邊，閉嘴裝酷的短短時間，不但可以清新口腔，還能抗菌、消炎、保護牙齦、防止牙垢，還具有美白牙齒的效果唷！所以如今在西方國家，還是有人使用這個老方法，在飯後嚼甘草棒來清潔口腔，況且甘草的有效成分還能幫助消化，甘甜的口味也很令人喜歡。

在中國，當然也有消除口臭的草藥妙方，古時候沒有牙膏，中國人飯後就以茶水漱口，保持口腔清新及牙齒潔淨，比起現在的含酒精漱口水，溫和許多。另外也有一些小祕方，像是生白芍片煮水喝，也是保護口腔與腸胃的好法子。

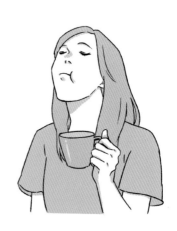

中藥茶飲也能治療口臭

肺熱可用『茶水漱口』

　　抽煙口氣大，可以茉莉花茶或桂花綠茶漱口。但是要用不加糖的溫茶，而不是外面的手搖飲料喔。也可以自製薄荷藿香茶，尤其是有鼻竇炎或咽喉發炎者，薄荷、藿香各 5 克，用熱水浸泡過後放涼，用來沖洗鼻腔及漱口。

胃熱可『口含甘草或丁香』

　　工作中口臭，可以將甘草片或一粒丁香含於口中，既提神又幫助消化。胃熱亦可喝『生白芍茶』，可以消除胃熱，還能緩解因緊張引起的胃痛。

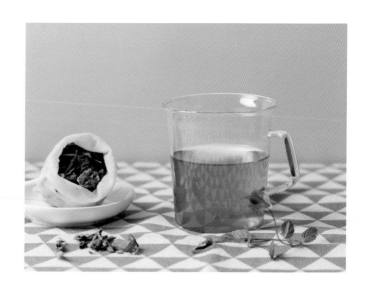

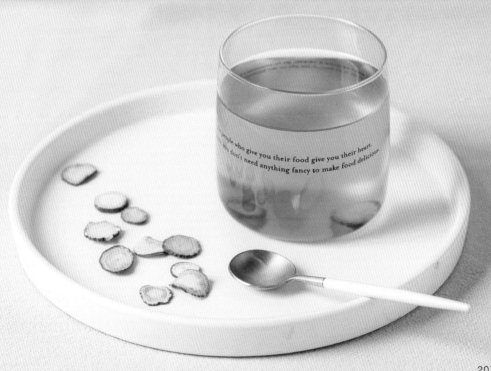

醫女的

食 | 療 | 藥 | 膳

生白芍茶

材料　生白芍 30 克
　　　淨水 500c.c.

作法　生白芍稍微沖洗，用熱水
　　　500c.c. 煮開，水滾後轉小
　　　火，再熬煮 20 分鐘即可飲
　　　用。

一天一服，記得要放溫後服用，
以免太燙會傷喉嚨和食道。

保｜健｜穴｜位

若是有口腔疾病或是鼻腔發炎的人，可以進行以下的點穴按摩，來改善鼻竇炎和保護牙齦健康。

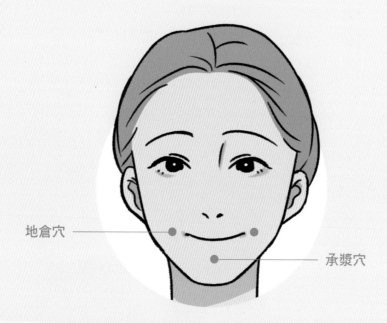

地倉穴

承漿穴

地倉穴

【取穴】瞳孔直下，與口角外側交接處。

【點按】手指深按於牙齦上。

承漿穴

【取穴】下唇溝正中凹陷處。

【點按】垂直皮膚按壓，手指抵住牙齦深按。

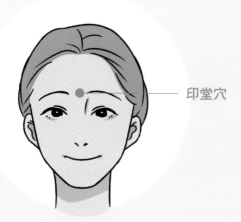

印堂穴 ————

印堂穴

【取穴】兩眉頭連線中點。

【點按】垂直皮膚按壓，手指抵住
　　　　骨頭深按。

鼻通穴

【取穴】鼻翼外緣上端，亦即鼻孔
　　　　外側溝處。

【點按】垂直皮膚按壓，手指抵住
　　　　骨頭深壓。

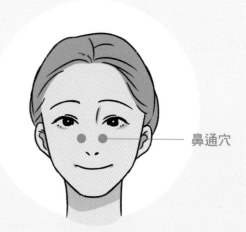

———— 鼻通穴

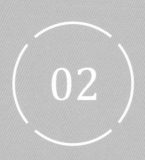

02

胃酸逆流，
讓妳食慾低下

01 ▶ 「胃酸逆流」導致火燒心，口中苦味又感到噁心，胸口灼燒加悶痛，還以為是心臟病。

02 ▶ 聲音沙啞、無故咳嗽、半夜睡不安穩，竟然是「胃酸逆流」造成的。

03 ▶ 中醫認為「胃酸逆流」是胃氣上逆，降胃氣比制酸劑更能治本。

　　現代人普遍吃得好，但美食當前卻躊躇不前，到底是放開吃呢？還是忍住少吃？這是所有得「胃酸逆流」的人都會有的內心戲。每逢過年或放假後，醫女的中醫診所裡總是多出一些人來掛病號，通常都是因為大餐吃太多，造成消化不良、脹氣、還有難受的「胃酸逆流」。

壓力大、年長者，也都是好發族群

　　深受胃酸逆流困擾的，其實不只是大餐吃多會引發，還有很多上班族、壓力族、中老年人等，都是「胃酸逆流」的好發族群，常見的症狀有：

- 火燒心：經常發生於進食之後，胸口出現灼燒感，有時連喉嚨都會覺得熱熱的。
- 反胃．口苦：感覺胃裡的食物好像要跑回嘴巴裡了，口中帶有苦味。
- 喉嚨疼痛：吞嚥疼痛，或是喉嚨有異物感，聲音也變得沙啞。
- 咳嗽且呼吸困難：無緣無故就咳嗽，嚴重還會引發胸痛、呼吸難受、咳嗽急促，尤其是在躺平時更為嚴重。
- 時常打嗝：打嗝會有噁心感、甚至會想嘔吐。

『胃食道逆流』（Acid Reflux），又稱胃酸逆流、胃酸倒流、胃酸上逆，俗稱「火燒心」，連英文都有這個名詞，叫做「Heart Burn」。「火燒心」不是心臟病，卻因為胃酸逆流造成食道灼燒感，讓人有胸悶、胸口灼熱疼痛感，故得此名。許多人會誤解胃食道逆流，認為是胃酸過多的錯。其實你錯怪胃酸了！因為就算胃酸正常分泌，也有很多人是因為胃的賁門口開合不良，而造成胃酸上逆。

　　賁門位於胃的上方，是連結胃和食道的閘口，當人們進食的時候，賁門會打開讓食物進入胃裡，而當胃在進行消化的時候，賁門會關閉，防止食物和胃酸往上回流至食道。

　　所以若是賁門口肌肉開合不良，該關的時候不關好，像是吃太多、或是賁門括約肌鬆弛了，作為消化液的胃酸，就會逆行上至食道。由於胃酸很酸，它的 pH 值為 1.5 ～ 3.5，像鹽酸一般，所以胃酸會燒傷食道，造成灼熱疼痛感。『胃食道逆流』可輕可重，如果經年累月情況沒有改善，就容易演變成食道潰瘍，再繼續發展下去，還有可能轉成食道癌。

中醫認為『胃食道逆流』需降胃氣

中醫稱「胃食道逆流」為「胃氣上犯」。根據中醫裡「氣機升降」的理論，每個臟腑都有它的升降功能，例如呼吸系統要「升」，消化系統要「降」。所以像是胃、小腸、大腸等消化臟腑，這些都該「降」，從進食開始，到排泄為止，一直往下走才是正常。而胃酸上逆時，就是該「降」的不降，才會造成困擾。

所以不同於西醫使用制酸劑來控制胃酸上逆，中醫認為，『胃食道逆流』不是胃酸的錯，而是胃氣不降反升，所以要降胃氣，才能治好胃酸逆流。為了治療「胃酸逆流」，有時西藥制酸劑吃久了，消化功能反而會變差。中藥養生茶無副作用，不僅改善胃食道上逆，更可以順胃氣。而除了給予中藥舒緩降胃氣之外，飲食宜忌和生活習慣也要改善，胃酸逆流才會好得快喔。

一、飲食習慣

某些食物特別容易引起胃氣上犯，像是甜食、巧克力、咖啡還有煙酒等，也有人對於奶製品，例如牛奶、起士等，也會有胃酸上逆的反應。若你食用某些特定的食物或藥物容易泛酸，像是饅頭、米飯、或是鐵劑、抗生素等，通常一吃沒多久就會有反應，請注意並且盡量避免。

二、身體改變

　　壓力大、老化、肥胖、懷孕等原因，容易造成賁門括約肌的鬆弛，因此產生胃酸上逆。懷孕後期更因為腹中寶寶長大，胃被往上頂而受到壓迫，更容易泛酸，會有以上情形的人，只要放慢進食速度和減少食量就可以改善，

三、生活習慣不良

　　三餐不定、經常應酬、暴飲暴食、愛吃冰、愛吃宵夜的人，都是胃氣上犯的首選對象，這些情形不分老少，也常常發生在年輕人身上。只要調整飲食方式，不要一直虐待自己的胃，胃酸逆流的症狀是可以靠自我節制好起來的。

醫女的
食｜療｜藥｜膳

和胃茶

材料

丁香 3g，厚朴 3g，甘草 3g，白豆蔻 3g，白扁豆 3g，炒麥芽 3g，淨水 500c.c.

作法

1. 中藥材用水稍微沖洗，用茶濾袋裝好。
2. 500c.c. 熱水沖泡，燜十分鐘即可飲用。

一天一服。平日飲用可保養胃氣，預防胃酸逆流，效果很好。

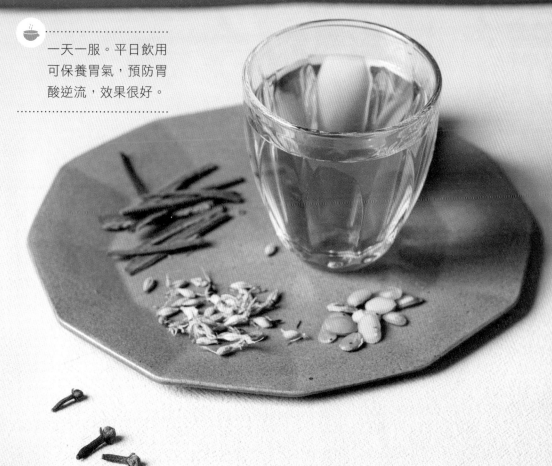

醫女的
保 ｜ 健 ｜ 穴 ｜ 位

每當胃酸逆流或是胃脹氣時，按摩以下穴位可以緩解不適。

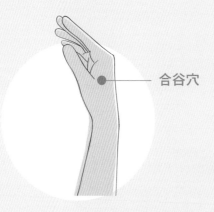

合谷穴

【取穴】位於一、二掌骨間，將大拇
　　　　指食指用力併攏，肌肉最高
　　　　點即是。

【點按】垂直皮膚往下按壓，拇指食
　　　　指可內外一起對按。

合谷穴

內關穴

【取穴】手腕的腕橫紋向上三指寬，
　　　　於兩筋之間。

【點按】垂直皮膚按壓，拇指食指可
　　　　內外一起對按。

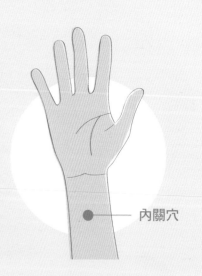

內關穴

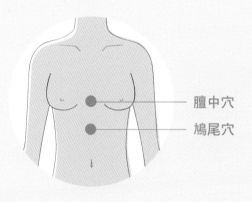

膻中穴
鳩尾穴

膻中穴

【取穴】身體前正中線，兩乳頭連
　　　　線中點。
【按揉】手指垂直皮膚按壓，並旋
　　　　轉打圈按揉。

鳩尾穴

【取穴】位於胸骨劍突上，沿著胸
　　　　骨往下找到末端即是。
【按揉】手指垂直皮膚按壓，並旋
　　　　轉打圈按揉。

足三里穴

【取　　穴】於小腿脛骨外側，膝蓋
　　　　　骨外側下方凹陷找到外
　　　　　膝眼，由外膝眼往下四
　　　　　橫指處。
【空拳敲打】以空拳方式，在穴位上
　　　　　敲打，穴位上下都要一
　　　　　起敲打，以疏通胃經。

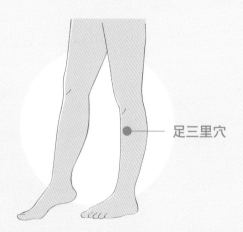

足三里穴

03

脹氣不是病，
脹起來痛得要命！

重點提示

01 ▶ 中醫認為「脾胃氣虛」就會脹氣，尤其是身體
老化或者生活過勞者。

02 ▶ 脹氣和飲食、生活習慣、壓力都有關，不能只怪
腸胃，也有「肝胃不合」的脹氣。

03 ▶ 脹氣可以靠自我保養而改善。

你會因為脹氣而去看醫生嗎？會不會納悶為什麼早上不會脹氣，晚餐後肚子卻脹得像青蛙？為什麼小孩子比較不會有脹氣的困擾？年輕時也很少有過脹氣，但隨著年紀增長就越來越容易脹氣？

「脹氣」通常和生活、飲食習慣有關

脹氣與飲食方式、生活習慣、情緒壓力、年紀都有關。脹氣會有程度的不同，怎麼判斷自己是脹氣呢？脹氣有下列的症狀：

- 青蛙肚：肚子鼓鼓漲漲的，人的感覺變得遲鈍難受。
- 腸胃嘈雜：肚子裡咕嚕咕嚕的，氣泡聲或水聲很多。
- 打嗝：打嗝不管有味或無味，有時候打嗝出來還感覺比較舒坦呢。
- 放屁：屁也是分有味或無味，但如果脹脹的不能排氣，就會感到渾身不舒服。
- 腹痛：脹氣導致肚子悶痛，可能會感到坐立難安。

中醫認為，脾胃是人體裡的主要消化系統，「脾主運化、胃主受納」，而脹氣主要是因為「脾胃氣虛」導致消化道蠕動不順所造成。另外還有「肝胃不合」的脹氣，指的是因為壓力或情緒造成腸胃不適而引起脹氣。

一、年紀漸長、脾胃變虛

人的脾胃之氣會隨著年紀漸長而減弱，過了 30 歲左右，脾的運化能力會變差，胃的受納能力也會變小，應該每個人多多少少都可以察覺到，自己歲月漸長，食量已不如年輕時那麼能吃，食慾和胃口也變小。尤其中老年以後，人們更會明顯地體會到這種上年紀的「脾胃氣虛」。

所以若是有歲之人，還要跟年輕人去吃 Buffet「包肥」，明知不可為而為之，就很容易不小心吃太多而脹氣難受。西方醫學的解釋也是如此，這是因為我們的身體老化，消化道蠕動能力變差、消化菌種變少不足，於是消化能力弱了。如果這時候還一直吃跟以前年輕時一樣的飯量，脾胃當然會抗議。

二、脾胃之氣、日盛夜虛

常有患者說：「醫生我早上起來都好好的呀！為何早餐午餐吃了都沒事，晚餐一吃就脹氣得要命？明明晚餐吃的和以前一樣啊！」，這都是因為「脾胃氣虛」的關係。「脾胃氣虛」不僅是只有年齡老化所致，在人的一天之中，早起氣盛、晚上氣虛，也是正常的現象。人們一早起床時體氣充足，於是脾胃消化力也滿分，待忙了一天下來人倦體累，自然而然「氣」就虛了點。「氣虛」首要影響的就是脾胃消化力，所以晚餐若照常大吃大喝，你的胃就會給你一個脹氣，讓你體會到它有多辛苦！

三、肝胃不合、壓力脹氣

　　也有孩子從小就容易脹氣的，這就要考量是否是體質問題，或是飲食引起。「肝胃不合」的小孩，多半是對某些食物敏感，像是馬鈴薯、花椰菜、豆類製品等不勝枚舉。但是時下有許多年輕人的「肝胃不合」是自找的，主要是飲食不當和生活習慣不良，例如吃飯吃太快、邊吃邊工作、聚會酒肉多、吃完宵夜馬上睡覺等等，結果消化系統無法順利運轉，就會脹氣。

　　至於情緒壓力呢，也是常常會讓人「肝胃不合」脹氣大增的原因。最近工作壓力大，家裡事情多，人際關係有狀況，或者是正在經歷更年期及中年危機，於是脹氣的機率也會變多喔！那要如何有效解決脹氣的問題呢？讓醫女慢慢告訴你。

▶ 解氣方法 1：**避開脹氣食物**

　　許多人對豆類食物容易脹氣，像豆乾、豆泥、豆漿等。有些人對奶製品容易敏感，包括牛奶、乳酪、優格等，尤其是東方人，很容易有乳糖不耐症（Lactose Intolerance）。還有人對特定食物脹氣，如芥蘭、包心菜、馬鈴薯、青豆、豌豆等。更有少數人是對麩質（Gluten）敏感，像是麵粉、小麥、大麥、黑麥等。也有

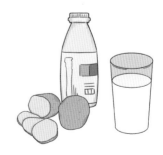

人一吃寒涼水果，如西瓜、柿子、哈密瓜等，也會引起脹氣。特定食物引起的脹氣，通常會發生在吃完的半小時內，請你馬上紀錄，相信很快就可以歸納出你身體不喜歡的脹氣食物。

▶ 解氣方法 2：**調整飲食習慣**

　　如果一餐吃得過飽，或是吃飯吃太快、吃飯猛灌水、邊吃邊工作或看手機、過點不食導致餓過頭、吃完馬上睡覺，這些都是脹氣找上你的原因。沒有腸胃疾病卻容易脹氣的人，要記得先從每餐減少飯量開始，並拒絕不健康的加工食品和零食，才能減輕腸胃負擔。

▶ 解氣方法 3：**改善脾胃健康**

　　消化功能差、胃酸逆流、有消化道潰瘍者，一定要改善自己的健康，才能減少脹氣。可以適量補充益生菌（Probiotics），像是無糖優格、益生菌膠囊等，以改善消化道環境。如果是久坐少動的上班族或學生，記得多多活動腰部以下的下半身，可以讓腸胃蠕動更順暢，也會減少脹氣產生。

　　解除脹氣的方法百百種，有人喝氣泡水幫助打嗝，也有人隨身攜帶胃片消脹，喝天然的酸梅湯、梅子水、金桔茶、水果醋等，富含消化酵素，也可幫助解脹氣。但有人就算打嗝放屁了，肚子還是圓鼓鼓的像一隻青蛙，喝看看醫女介紹的消脹茶，也可以保養腸胃消消氣唷。

醫女的

食 | 療 | 藥 | 膳

消脹茶

材料　山楂 6g，烏梅 9g，洛神花 6g，陳皮 3g，枳實 3g，
1000c.c. 淨水

作法
1. 將所有藥材稍微沖洗，放入
1000c.c. 淨水煮茶。

2. 水滾後就轉小火再煮 15 分鐘
即可，過濾藥材後即可享用。

3. 可添加少許冰糖，香甜好喝。

有需要的時候一天
一服，整腸健胃。

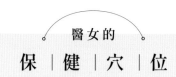

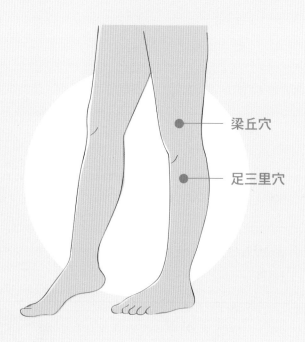

梁丘穴

足三里穴

足三里穴

【取　穴】於小腿脛骨外側，膝蓋
骨外側下方凹陷找到外
膝眼，由外膝眼往下四
橫指處。

【空拳敲打】以空拳方式，在穴位上
敲打，穴位上下都要一
起敲打，以疏通胃經。

梁丘穴

【取　穴】位於膝蓋骨外上緣三橫
指處。

【空拳敲打】以空拳垂直皮膚敲打。

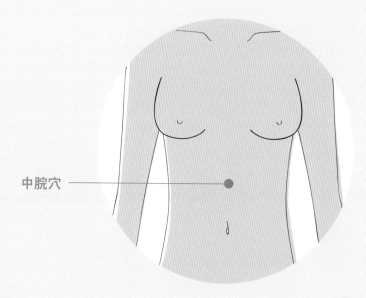

中脘穴

中脘穴

【取穴】中脘穴在胸骨劍突末端和肚臍連線的中點。
【按揉】手掌張開輕柔按壓，並旋轉打圈按揉。

04

粒粒分明，
像是小羊便便般的便祕

重點提示

01 ▶ 小羊便便粒粒分明，小小乾乾的，是「虛祕」，
也是便祕的一種。

02 ▶ 體弱、貧血、挑食的老年人、婦女、小孩等族群，
比較容易會有小羊便便。

03 ▶ 「虛祕」不同於「實祕」，要補虛潤燥、潤腸
通便。

通常一般人對「便祕」的理解，就是沒有每天排便，甚至一週排便不到兩、三次。但是有另一種便祕，中醫管它叫「虛祕」，聽起來很神祕吧？！就是明明都有在排便，但是雖有便意，卻要在馬桶上坐很久，用盡洪荒之力，才會一顆一顆地排出來。「虛祕」的便便通常都是小小硬硬的，很乾很結巴，而且便後覺得沒解乾淨，排便不爽快。

中醫看病的十問中，第四問就是「請問在下大便如何」。這麼重視排便的中醫，又把便祕分成多種，而且不同體質會有不同的便祕狀態。便祕的中醫全名是「大腸祕結」，又分成「實祕」和「虛祕」，依據寒熱，還細分「熱祕」、「冷祕」、「燥祕」等不同症型。大不出便就是「實祕」，但是有些人就像醫女上述，能排便但都是小羊便便，這就是所謂的「虛祕」。「虛祕」其實很惱人，哪怕吃瀉藥、軟便劑、灌腸，也不一定有效。

氣虛、血虛，都是引發「虛祕」的原因

發生「實祕」的原因，可能是火氣大，或是腸寒。他們可能好多天不排便，然後某一天一排就排很多，而且糞便味道很重很臭。但是「虛祕」卻是相反，不太有味道的，像羊便便一樣，一顆一顆的落下，沒有辦法成正常條狀。什麼情形會造成羊便便呢？在中醫裡，氣虛、血虛，都會有羊

便便的情形發生，而且除了虛以外，還有伴隨著內臟乾燥、皮膚乾燥的情形。

老人婦幼、虛弱者容易發生虛祕

　　貧血、體弱、挑食的人比較容易發生「虛祕」，尤其是老人和婦幼族群。體質瘦弱、長期久病、皮膚乾枯、食慾不好的老人家，通常都有排便困難的現象，有時候需要內服軟便劑或外用甘油球塞劑，嚴重的甚至要用手指去摳，才能將糞便從腸道裡挖出來。而小小孩若挑食、不愛喝水、體型瘦弱，也會有這種小羊便便的便祕，這種小孩要他上個廁所便會呼天搶地，簡直讓父母抓狂。至於婦女，如果有貧血現象、或者產後血虛、更年期陰虛等，也會出現小羊便便的「虛祕」。

　　雖然便祕看似不嚴重，但是卻很困擾，每日如果順暢地排出成形的大便，是一件多幸福的事！當然也有很多人，每天上演著與小羊便便戰鬥的戲碼，就算水也喝了、蔬菜也吃了、降火的瀉藥也用了，也還是無法好好地排便順暢。中醫知道，降火對於「虛祕」是沒用的，需要「補虛」、「潤腸」的指令，才能終結小羊便便。

　　因為虛，所以腸子無力氣排便，因為燥，所以便便會乾乾硬硬的。所以除了眾所周知的，要多吃蔬菜、多喝水、生活減壓之外，「虛祕」者，

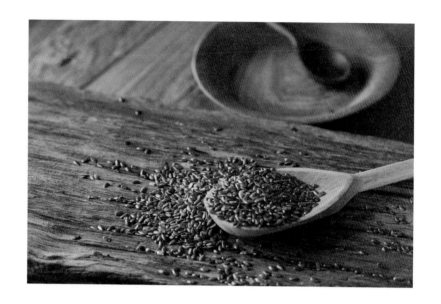

還要更加強補虛潤燥。古中醫有記載，既補氣血又潤腸的藥材很多，像是當歸、熟地等富含油脂的中藥，另外還有「麻子仁丸」、「增液湯」等中藥方，也是「虛祕」專用的大然通便藥。

平常的飲食方面，我推薦亞麻仁、奇亞籽、杏仁、酪梨、牛奶等，都很適合「虛祕」體質的人潤腸，也可以多食用黑木耳、白木耳、蜂蜜、檸檬水等幫助通便。還有南洋知名料理「肉骨茶」，是體瘦弱之人補氣潤燥的最佳藥膳，老人、產婦和小孩都很適合。

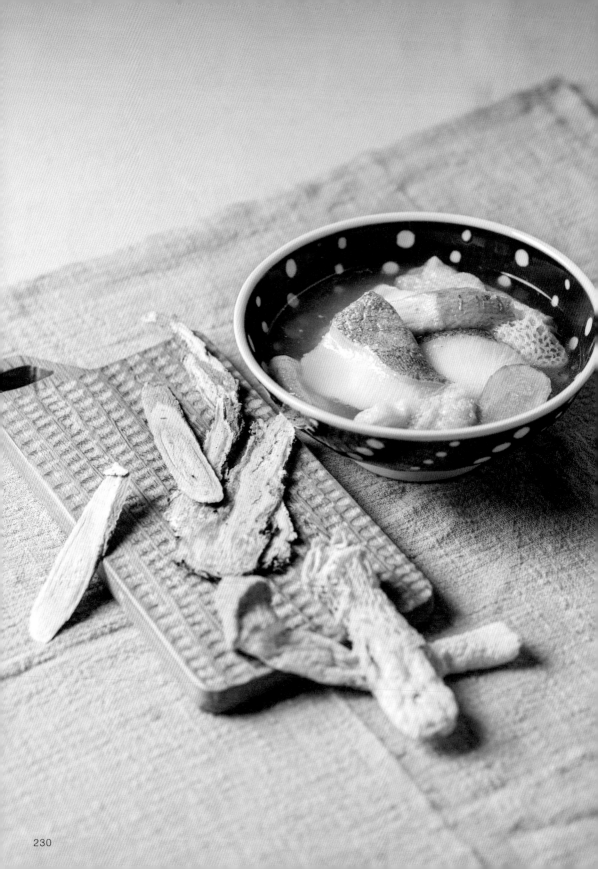

醫女的
食 | 療 | 藥 | 膳

當歸潤腸湯

材料　當歸 6g，黃耆 18g，玉竹 6g，沙參 9g，竹笙 18g，鱈魚切片 200-300g（或其他富含油脂的魚類也可），生薑數片，淨水 1000-1200c.c.，枸杞 3-6g，鹽、白胡椒、麻油各適量

作法
1. 中藥材稍微沖洗，裝入濾袋，加入淨水 1000-1200c.c. 煮滾，轉小火燉煮 40 分鐘成中藥鍋底。

2. 加入魚片煮熟後加入鹽、白胡椒、麻油提味，撒上枸杞子，再燜一下更入味。

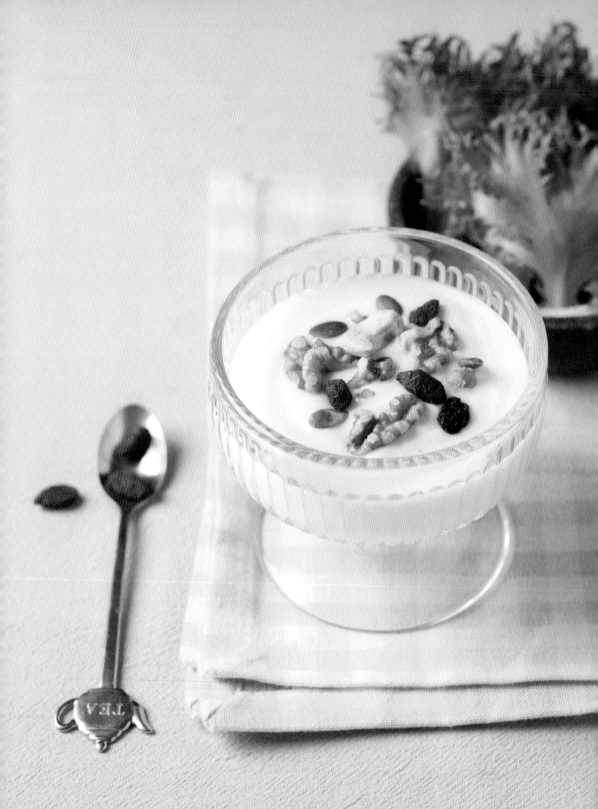

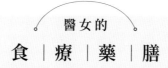

醫女的
食 | 療 | 藥 | 膳

枸杞子沙拉

材料　葵花籽、亞麻仁籽、核桃、夏威夷果等任選，葡萄乾、紅莓、
枸杞子等搭配使用，無糖優格一杯，生菜適量

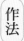
作法　1. 將富含油脂的各類堅果，加上乾果及枸杞子等一起倒入無
糖優格中一起食用。

2. 喜歡生菜者可隨意加入。

適合更年期婦女或老年人早餐使用。

介紹幾個便祕特效穴，對於刺激排便頗有幫助，再加上順時鐘按摩肚臍四周，可以改善虛祕的現象。

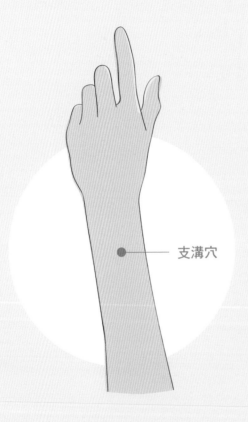

支溝穴

支溝穴

【取穴】位於前臂外側，腕橫
　　　　紋往上四橫指，兩條
　　　　骨頭中間。
【按揉】拇指食指內外對按，
　　　　並旋轉打圈按揉。

天樞穴

【取穴】肚臍左右兩側三指寬處。
【按揉】手指垂直皮膚按壓，並旋轉打圈按揉。

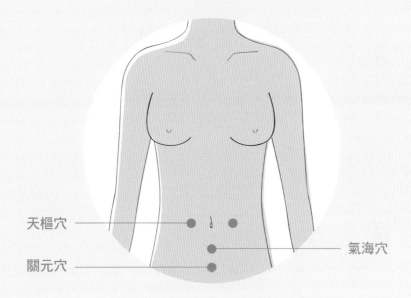

天樞穴 ——
關元穴 ——
—— 氣海穴

關元穴

【取穴】位於肚臍正下方四橫
　　　　指處。
【點按】可用食指中指一起垂
　　　　直往下深壓。

氣海穴

【取穴】位於肚臍正下方兩橫
　　　　指處。
【按揉】手指垂直皮膚按壓，
　　　　並旋轉打圈按揉。

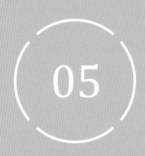

一天到晚跑廁所，
頻尿是不是大嬸的專利？

重點提示

01 ▶ 頻尿不一定是膀胱發炎，也有可能是膀胱過動症。

02 ▶ 中醫頻尿有三種：發炎頻尿是「淋症」，老化頻尿是「腎氣虛」，焦慮頻尿是「肝氣鬱結」。

03 ▶ 加強膀胱之氣，可以改善老化頻尿和焦慮頻尿。

　　參加老人家的旅行團時，常被笑言這是「上車睡覺下車尿尿團」，遊覽車載著一群快樂的人出遊，每隔一、兩個小時，都會有一個重點大站叫做公共廁所，讓車上焦慮的大媽們放一下水才能解憂。

　　醫女認識的夏媽媽是個活潑外向的人，年輕時愛吃愛玩，坐車坐船坐飛機都不怕累。但是歲月是把殺豬刀，年紀大了以後卻相當恐懼乘車出遊，每天窩在家裡變成宅女，後來經過慢慢瞭解才發現，只因為她出現頻尿的困擾，所以才不敢遠行。夏媽媽的焦慮源自於有一次膀胱炎發作，頻尿讓她沿路苦不堪言，所以現在只要出門遊玩，出發前一定要排尿三次才甘心，在路上不但是不敢喝水，連咖啡和茶都不敢碰，一見到廁所，即使毫無尿意也會去一下。

　　其實我把脈後發現，夏媽媽的膀胱現在沒有發炎，只是典型的「頻尿」（Frequent Urination）。「頻尿」的定義是什麼？一般人每天正常排尿約5-8次，減去晚上睡眠八小時的時間，白天約平均2-3小時排尿一次算正常。假設每天正常飲水 1500 ～ 3000c.c. 的情況下，若白天不到兩小時就想上廁所，或晚上睡覺後會起床尿尿 1-2 次以上，這就是「頻尿」了。

「頻尿」的成因很多，病理心理都可能

「頻尿」的成因有很多，泌尿道感染發炎、膀胱神經受損、女子懷孕時、男性前列腺問題等等，都有可能造成頻尿。除去病理性的因素以外，還有一種是非神經性的「神經性膀胱」，可能是因為排尿習慣不良、身體老化或焦慮等因素，引起神經機能退化，影響膀胱功能產生異常，會神經質地一直想排尿，又稱為「膀胱過動症」。

除了年長者以外，還有一些慢性病如中風、糖尿病患者等也會有頻尿困擾。更有很多年輕女性表示，懷孕時肚子太大，胎兒壓迫膀胱造成頻尿也就算了，偏偏剖腹產後也會因為神經受損而一直頻尿或漏尿，真的很惱人。

年長女性因為尿頻的問題，變得有點神經質，不敢去長途旅行，人到老年腎氣虛，也會導致頻尿。其實若不是感染或生病，尿頻還是可以改善的。中醫認為「頻尿」有三種原因：

一、「淋症」

屬於外邪入侵的頻尿，也就是西醫所說的泌尿道感染。除了頻尿之外，「淋症」還會伴有尿急、尿痛甚至血尿。尤其是女性的尿道較短，感染機率比男性高很多，根據醫學統計，50% 以上的女性曾經有膀胱炎或尿道炎

的經驗，而且復發機率也偏高。

二、「腎氣虛」

膀胱無力則屬於此類，多半是身體老化或上了年紀之人，因「腎氣虛」，一直感覺有尿意，或覺得膀胱墜脹，但去排尿時卻發覺尿量不多，不過倒是沒有尿痛、尿血的現象，這也是中醫所稱的膀胱「氣化無力」。腎氣虛的人也常發生夜尿現象，晚上總要起來 1 次以上，甚至 2-3 次，睡眠一直被打斷導致睡不好。

三、「肝氣鬱結」

不分男女老幼，精神焦慮者屬於此種頻尿，小孩尿床也是。緊張的生活或個性，讓你不太喝水，甚至還常常不自覺的憋尿？這樣很容易損傷膀胱氣化能力。一旦膀胱受傷了，就會突然爆發肝氣鬱結型的頻尿，讓你就算膀胱不發炎，也會一直跑廁所，這症狀就像「膀胱過動症」一樣。

若是出現泌尿道感染或淋症，就一定要求醫治療。但若自我判斷屬於「腎氣虛」或「肝氣鬱結」，醫女會建議你從改變生活習慣、調整飲食、穴位按摩來入手，提升腎氣、加強膀胱的氣化能力。尤其要特別叮嚀頻尿人不可以因此少喝水或是不喝水，比起這種鴕鳥心態，更應該要加強膀胱的氣化能力才能保持健康。

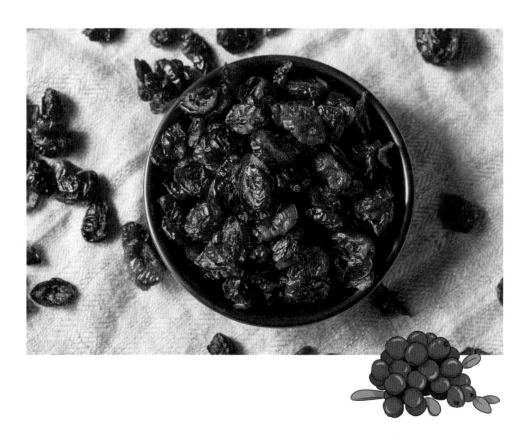

　　女生平常可以多吃含有豐富抗氧化成分的蔓越莓，是保養膀胱及尿道的小祕方，喝蔓越莓果汁或者服用濃縮蔓越莓膠囊也可以。要保持膀胱健康、防止頻尿的食療蔬菜還有：大薊、小薊、魚腥草、玉米鬚等，這些常被拿來當做涼拌生菜食用，也有人會燉雞湯或泡成飲料喝，都具有清熱利尿的效果，是很棒的保健養生食材。

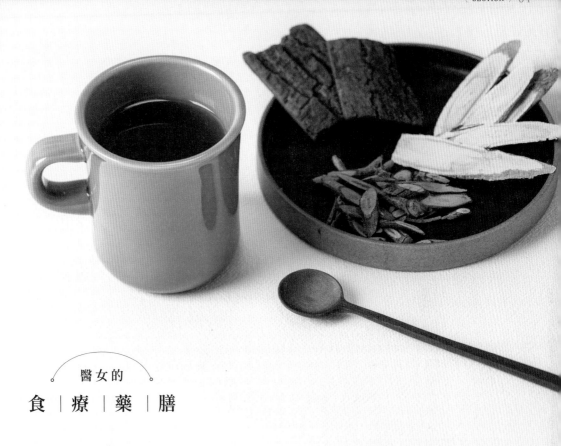

醫女的

食 | 療 | 藥 | 膳

膀胱安靜茶

材料
黃耆 9g，桑寄生 9g，
杜仲 12g，500c.c. 淨水

作法
1. 中藥材稍微水洗，加入
   500c.c. 淨水煮滾後小火煮
   約 10 分鐘。
2. 放涼後即可飲用。

一天一服。用於加強腎氣
和膀胱氣化之力，非頻尿
時使用。

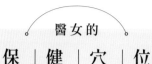
用於幫助產後婦女練習提肛縮陰的「凱格爾運動」，可加強骨盆處肌肉收縮的力量，讓產後的膀胱不再下墜，恢復到原來的位置。所以此法也適用於尿失禁、尿頻者。

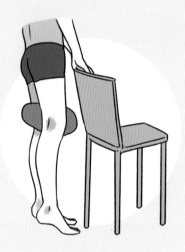

凱格爾運動

躺著或站著都可以，用力緊閉尿道、陰道及肛門口，向上提肛，保持收縮5～10秒，再放鬆10～20秒，如此重覆10次，每日數回。無論坐著、站著、躺著，都可以進行。

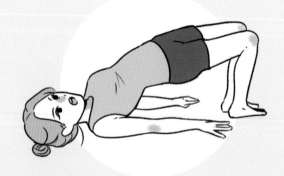

在每次上完廁所尿液排空後，再點穴按摩下列這兩個穴位，鞏固膀胱
力量。

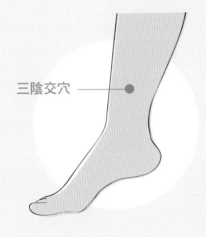

三陰交穴

【取穴】足內踝正上方三橫指，脛
　　　　骨內側緣凹陷處。
【按揉】拇指垂直皮膚按壓，並旋
　　　　轉打圈按揉。

關元穴

【取穴】位於肚臍正下方四橫
　　　　指處。
【點按】可用食指中指一起垂
　　　　直往下深壓。

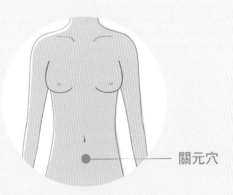

06

體味重自己卻聞不到，
這是老人味嗎？

重點提示

01 ▶ 體味重、體臭的男女，都是濕熱體質的濕熱人。

02 ▶ 濕熱人自己聞不到自己的體味，身旁的人卻會哇
哇叫。

03 ▶ 排汗、大小便通暢、還有調整飲食，體臭才會
消。

小夏的男友身高 183 公分，打起籃球來虎虎生風，帥得讓圍觀女生們看著他就歡聲尖叫。但是打完球的汗臭味，卻讓小夏感到受不了，因為汗味加上體味，實在有夠臭。體味是一件奇妙的事，自己聞不到，別人卻哇哇叫。

50 ＋以後要注意，老人味漸漸明顯

年輕人有體味，但老人家更有「老人味」，老人味來自於一種成分「2-壬烯醛（2-Nonenal）」。從 40 歲開始，我們的皮膚因為開始老化，會分泌較多的 2- 壬烯醛，而且與年紀成正比。而且隨著更年期以後荷爾蒙的改變，更會加速這種化學作用，所以 50+ 老人味就會更加明顯。由於人年老後新陳代謝也逐漸變得緩慢，老人味就愈來愈重了。

體味重通常是因「濕熱體質」

中醫稱為「濕熱體質」的人們，身上的味道就是比別人重三分，原因何在？因為「濕」，所以多汗；因為「熱」，所以散發出來。濕熱的人，走到哪裡都會留下體味，房間、廁所、辦公室，連同搭一台電梯的人都可以嗅出來。

「濕熱人」不分男女，頭皮容易出油，所以頭髮油埃味重，脖子腋下出汗多，嘴裡也可能會有口氣或口臭，連大小便也比較有味道。喜歡冷飲、喜歡冷氣，但是不愛清淡的食物和湯湯水水熱食。濕熱人也不是沒有意識到，帶給別人的氣味困擾，但是洗澡和噴香水也無法改善，這要怎麼辦才好呢？

　　醫女跟你說，單單常洗澡和勤洗衣服是不夠的，濕熱體質的人會有體臭，就需要從內調理，從體內去除濕排熱，體味才會減。不管是老人味或是體味，都可以經由適當地排汗、排便、調整飲食，帶來改善的契機。

一、加強排汗

　　皮膚的汗腺是很強大的排泄器官，可以將體內的廢物經由毛孔排除，更能發散異味。但是濕熱人也說了，我明明就每天流汗流不停，還需要加強排汗？消極的自體流汗不夠，更要積極地去進行排汗，像是中藥泡澡、泡腳，定期讓自己身體的汗腺加大力道，毛孔開合而排出惱人的味道。

二、大小便通暢

　　濕熱人要注意，儘量讓自己不便祕，也不可以憋尿。喜歡喝冷水的濕熱人，其實很容易便祕，常常要兩三天後才願意一次排出，又多又臭。冷水對腸胃蠕動沒幫助，反而是多喝溫水，可以讓你的大腸和膀胱都開心，對便便、尿尿順暢，都有幫助。

三、飲食調整

　　徹底能讓你改變體質脫離體臭的，就是調整飲食內容，這一點最重要。溼熱人常常是自己飲食不當所造成的體質偏差，食量大、口味重、喜炸物、嗜冰冷，或者愛吃人工添加物的零嘴、精緻的甜點汽水等，會讓身體負擔變大，廢物變多，於是身體忙著排廢和出臭汗。所以飲食上自制，慎選乾淨、健康、原始食材的食物，濕熱體質也是會變好的。

　　含鎂的食物如無花果、冬瓜、玉米、紅薯、杏仁、海藻、海帶、豆類等，能讓惱人的體味改善。還有綠豆清熱，紅豆、黑豆皆利水消腫，都是隨手可得的消除體味食材。酵素豐富的水果也可以改善體味，像是木瓜、蘋果、鳳梨、檸檬等皆有改善體味的奇效，怕鳳梨刮胃？那麼飲用鳳梨汁也很讚。

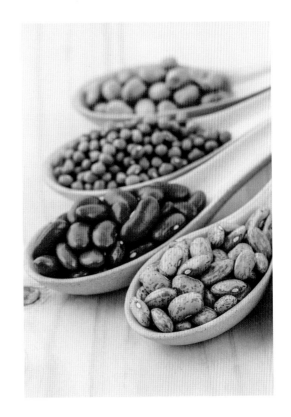

古代宮廷裡的妃子服用杏仁茶、杏仁露、喝茉莉花茶來香體。醫女也建議了兩個中藥內用方，祝你早日脫離體味的煩惱。

四、使用香水或是花露水

平常可以適量噴點香水來改善體味。泡澡或沐浴後，可以使用下面這個天然花露水來潔淨皮膚和頭皮，讓身體清香。

延伸保養 ▶ **香草花露水**

藿香 3g，荊芥穗 3g，迷迭香 3g，蒼朮 3g，薰衣草 3g，以上藥材一起用熱水 500c.c. 浸泡 30 分鐘以上，再過濾藥草取汁使用，這是身體的化妝水。沐浴後，用花露水潑在全身皮膚和頭皮上，之後直接擦拭乾不需再沖洗。

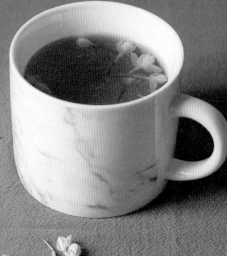

醫女的

食｜療｜藥｜膳

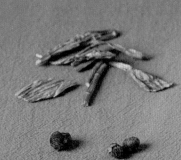

香
體
茶

<table>
</table>

材料　石斛 12g，梔子花 6g，
茉莉 6g，500c.c. 熱水

作法　1. 中藥材稍微沖洗，加入 500c.c. 熱水沖泡。

2. 溫涼後即可當做茶飲。

3. 喝完後還可回沖熱水繼續喝，第二泡的浸泡時間越久，味
道越濃。

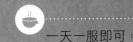

一天一服即可。

延伸藥膳　香豆水

【材料】紅豆、綠豆、黑豆各 30g，1000c.c. 熱水
【作法】1. 三種豆類均洗淨，加入 1000c.c. 熱水煮滾。
2. 豆皮不要煮至破，溫涼後即可飲用。

有體味困擾的人，記得要促進身體新陳代謝，讓汗腺通暢、毛孔開合正常，異味自然容易散去。可以多運動加強自主排汗，以及按摩以下穴位。

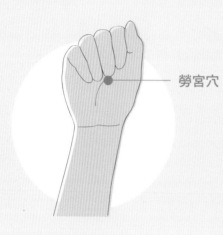

勞宮穴

勞宮穴

【取穴】位於手掌心，中指尖點按掌心處即是。

【點按】用拇指重按穴位，或是用拇指食指隔手掌對按。

曲池穴

【取穴】肘橫紋外側與肱骨（最接近肘橫紋的骨節）連線中點。

【按揉】手指垂直皮膚按壓，並旋轉打圈按揉。

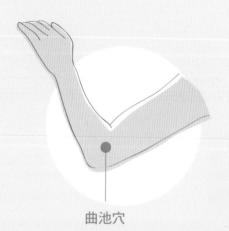

曲池穴

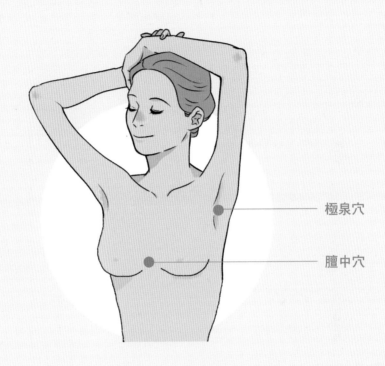

極泉穴

膻中穴

極泉穴

【取穴】位於腋窩頂點，有脈搏跳動
　　　　處。
【撥筋】用四個手指從腋下撥到乳房
　　　　處。

膻中穴

【取穴】身體前正中線，兩乳頭連線
　　　　中點。
【按揉】手指垂直皮膚按壓，並旋轉
　　　　打圈按揉。

07

只想好好睡一覺！
爲什麼總是失眠？

重點提示

01 ▶ 中醫失眠有氣虛、肝虛、心虛、陰虛等多種症型。

02 ▶ 除了補虛，最重要的是自我調整作息、創造良好睡眠環境。

03 ▶ 睡前可溫敷按摩，解除亢奮或焦慮，增加睡意。

「醫生，我好想好好睡一覺喔！每晚都好淺眠，然後就會一直怕天亮，越睡越累。」談到失眠，真的令人好累，人累心也累。想到櫃子裡的褪黑激素，抽屜裡的安眠藥，可憐的數羊失眠人都會很擔心地問，吃這些是否會上癮？擔心以後無法跳脫藥物的控制。

面臨人生裡的重大事件，總會偶爾失眠

偶爾失眠是難免的，尤其是面臨人生的重大事件，像是考試、結婚、生子等，特別令人亢奮或心煩，這些突發事件可能都是一時的，只要隔幾天補個眠，精神也就恢復正常了。但有些人卻常常夜不成眠，一週有兩、三天以上，而且有各式各樣不同型態的失眠，不僅晚上沒睡飽，連帶著白天也疲累無神，還有可能因為失眠導致精神渙散，日常中錯誤百出，這種狀況就要多加注意了。

- 氣虛：感到很累卻無法入睡。
- 肝虛：明明睡著了，卻半夜醒來，或一直做夢沒睡好。
- 心虛：睡著了但是睡得很淺，感覺雖然眼睛閉著，但人還是清醒的。
- 陰虛：時間越晚但精神愈好，完全不想睡。

解決失眠，中西醫方法大不同

西醫可以開安眠藥或鎮定劑，幫助你好好睡一覺，但是醫生也會非常小心謹慎的評估，而且安眠藥也不能長期吃，因為會對藥物有依賴的問題。還有些人會尋求自然療法或是中醫，認為是較為安全的選擇，像是褪黑激素（Melatonin）或是纈草（Valerian Root），褪黑激素是一種人體也有的荷爾蒙，而纈草是一種中草藥，沒有副作用的草藥或荷爾蒙畢竟較讓人放心。

中醫救失眠：中藥和針灸

而中醫針對失眠的療法，會先診斷體質找出原因，再用中藥或針灸等方式來改善睡眠。像是〈酸棗仁湯〉、〈天王補心丹〉、〈逍遙散〉、〈柴胡龍牡湯〉、〈甘麥大棗湯〉等，都是中醫師常用的失眠藥，可以給醫師把過脈後確認使用何種方劑適合你。

如果是氣虛、肝虛、心虛的失眠人，可以參考後面醫女的藥草茶，或著建議睡前可服用〈酸棗仁湯〉藥粉。此傳統方劑是有名的助眠藥材，可以讓「虛勞虛煩不得眠」的人放下煩惱入睡。

若是陰虛的失眠人，晚上容易肚子餓，一餓反而睡不著！小小碗的助眠宵夜可以吃，建議以下輕食可以改善。

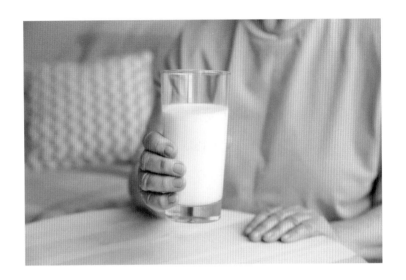

- 溫牛奶：在中醫裡屬滋陰飲品，半夜容易亢奮睡不下的人可以試試。
- 蓮子甜湯：蓮子安神，煮蓮子湯可加龍眼、紅棗等，稍微再加一點冰糖提味即可。
- 四寶粥：小米有很好的微量元素可以安神定志，也可再加蓮子、紅棗、龍眼等，煮成四寶粥，暖心暖身。

　　除了求救於醫生以外，可以自己想辦法改善失眠嗎？其實我認為，失眠的關鍵通常出在自己身上，你是否沒有足夠愛自己？給自己的壓力太大？讓身心的問題影響了睡眠。如果能仔細地找出心理的癥結點，才有可能真正遠離、改善失眠。

▶ 方法 1：規律的睡眠時間（適用氣虛、陰虛者）

　　臨床研究證實，如果能養成每天定時定量的睡眠習慣，比較不容易有失眠問題。要大家像古人一樣日出而作、日落而眠或許很難，但若能在每日差不多的時間準備入睡和準時起床，相信你是能做到的。依據子午流注的中醫理論，最好的睡眠時間是在晚上 9~11 點之間的亥時入眠，早上 5~7 點的卯時起床，可以讓肝膽等臟腑好好休息，睡覺的品質好，人也會更健康。

▶ 方法 2：睡前不食積（適用肝虛、心虛者）

　　睡前不要吃宵夜，吃飽馬上睡覺都會「食積」，不僅小孩會做惡夢，大人也會睡不安穩。所以睡前兩小時不要進食，若是真的肚子餓睡不著，也請選擇輕食或容易消化的溫食，像是溫牛奶等，可緩和心情，也不造成腸胃負擔。另外睡前也不要讓自己太亢奮，滑手機、看電腦、打電競、通訊軟體聊天，都容易讓你腦子無法放鬆，很難安靜入眠。

▶ 方法 3：布置好的睡眠環境（適用心虛、陰虛者）

　　周遭的燈光、噪音等，都會影響和干擾睡覺品質。所以睡覺時要關燈、拉窗簾，儘量避免噪音和人聲干擾，加上舒適的溫度和寢具睡衣等，都是睡眠加分的條件。當然也有特例，有些人喜歡聽放鬆的輕音樂，甚至有人喜歡聽著電視聲入睡，可以各取所需。

▶ 方法 4：**手腳保暖及循環好（適用氣虛、心虛者）**

很多女生或老人都有此經驗，冬天時手腳冰冷，躺在床上睡不著，只能一直搓手搓腳。維持身體和手腳暖和其實是入睡的條件之一，所以手腳容易冰冷或是體溫特別低的失眠人，睡前可以泡腳或熱敷，讓全身暖了，入睡也就容易了。如果能維持規律的運動習慣也是助眠的好法子，一個人的氣血循環好，晚上就可以睡得比較沈穩。

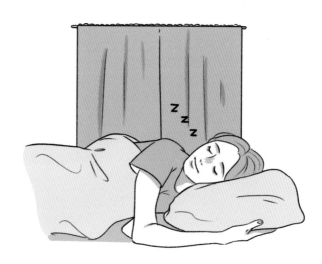

助眠花草茶

材料　紫蘇葉 3g，白豆蔻 6g，肉桂 2g，桂圓 6g，300c.c. 淨水

作法
1. 中藥材稍微沖洗，用茶濾袋包好。
2. 用 300c.c. 的熱水沖泡後飲用。

適合冬天使用，可以寬胸理氣、暖心胃，對於容易緊張、消化不良、手腳冰冷的人有幫助，暖暖的胃可以好好睡上一覺。

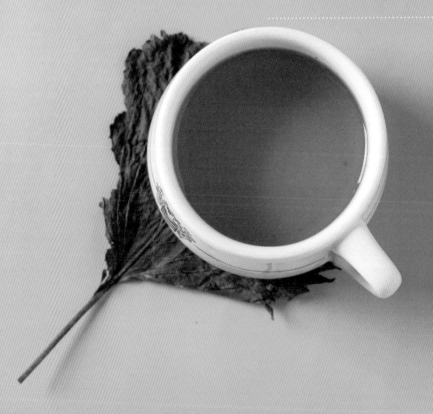

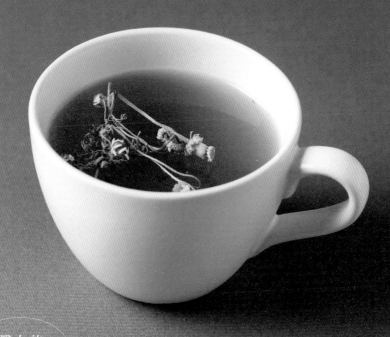

食 ｜ 療 ｜ 藥 ｜ 膳

薄荷洋甘菊茶

材料　薄荷 3g，洋甘菊 6g，300c.c. 淨水

作法
1. 薄荷、洋甘菊稍微沖洗，用茶濾袋包好。
2. 用 300c.c. 的熱水沖泡，放溫涼後飲用。

這是夏天促眠的無咖啡因花草茶。洋甘菊可安神鎮靜，又香又甜，加上薄荷可以舒緩呼吸，讓腦子放鬆。

保 | 健 | 穴 | 位

精神過度焦慮緊張而無法入睡者,可以在手腳處和頸部溫敷,幫助血液循環增加睡意。或是按摩以下穴位,搭配專注而緩慢的呼吸,直到睡著為止。

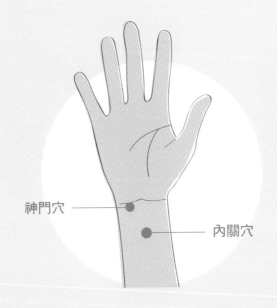

神門穴

內關穴

神門穴

【取穴】位於腕掌橫紋上,小指側凹陷處。

【點按】垂直皮膚按壓,拇指點按。

內關穴

【取穴】手腕的腕橫紋向上三指寬,於兩筋之間。

【點按】垂直皮膚按壓,拇指食指可內外一起對按。

印堂穴

【取穴】兩眉頭連線中點。
【點按】拇指抵住骨頭深按，垂直皮膚按壓。

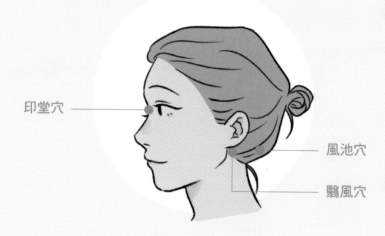

印堂穴

風池穴

翳風穴

翳風穴

【取穴】位於耳垂後方，耳後高骨和
下頜角之間的凹陷中。
【點按】垂直皮膚按壓，食指深按。

風池穴

【取穴】頸後枕骨下兩側凹陷處，以
掌心包住耳朵，十指張開，
拇指所觸之處即是。
【按揉】拇指抵住枕骨，並旋轉打圈
按揉。

08

吃飽睡好還是覺得累？
可能是得了慢性疲勞

01 ▶ 慢性疲勞是指長達六個月以上不明原因的疲勞感，經休息也不能緩解。

02 ▶ 中醫認為慢性疲勞是一種氣血不足，「氣血兩虛」的症狀。

03 ▶ 除了中藥進補，還得調整生活習慣、正常飲食、減壓。

有些朋友，明明年紀也不大，也不是勞力工作者，天天朝九晚五也週休二日，但是看起來就是「累」。很多人總開玩笑說，歲月是一把殺豬刀，年紀增長，體力和容貌都會衰退，其實，氣血不足的「慢性疲勞」才是真正的殺豬刀。疲累會讓一個人可以看起來比真實年齡老十歲，而他本人也覺得永遠吃不好、睡不飽，眼袋黑眼圈沒消失過。

「疲累」可能是病，千萬不要輕忽

「好累，怎麼睡都睡不飽，是不是得了什麼怪病？」五十出頭的艾蜜莉乖乖遵從醫囑，做了各項健康檢查，可是就是找不出病因。還有四十歲的蘇珊已有好幾年了，每天睡足七小時還是感到累，也常常這裏痛那裡痛，但是檢查也說沒問題，只好自嘲是「神經衰弱」。

「慢性疲勞症候群」（Chronic Fatigue） 是一個正式病名，用來統稱這些長期受疲勞倦怠所苦，卻又找不出病因的疾病。但是，西醫診斷為「慢性疲勞症候群」之前，需先排除其它可能病因，而且要有長達六個月以上「不明原因」的疲勞感，經適當休息也不能緩解，疲勞的程度已經影響日常生活一半以上，並造成工作或生活困難，才能被正式診斷。

經常頭痛也是「慢性疲勞症候群」的症狀

「慢性疲勞症候群」的症狀有：經常性的頭痛、肩頸背痛、面部浮腫、面容倦態、注意力無法集中、每天都覺得很累、精神狀況差、情緒低落、睡眠品質不佳、睡足時間還是覺得累。有人甚至會發低燒、全身肌肉無力、關節無紅腫卻疼痛、腸胃不適、常心悸、呼吸急促，甚至口乾舌燥等。

你不一定得了「慢性疲勞症候群」這個病，但上述症狀好像你也沒有少過！其實醫女身邊這樣的病人越來越多，大家心裡也自知，是長期工作忙碌、生活緊張，加上情緒緊繃、精神壓力大而有的各類身心症狀。

醫學上統計，慢性疲勞一般多發生在中壯年的上班族，而且女性的發生率比男性高。西醫對於慢性疲勞並沒有固定療法，除了一些消炎止痛或抗憂鬱的藥物治療之外，還必須加上支持性的療法，如運動、休息、心理諮商等輔助治療。

「氣血兩虛」是慢性疲勞的主因

慢性疲勞絕對不是無病呻吟，除了上班族，也有越來越多的家庭主婦有慢性疲勞的困擾。在中醫裡，這些累兮兮的人們，可能是「氣虛」、也

可能是「血虛」，總之「氣血兩虛」絕對是慢性疲勞的主要原因，透過適當地治療調理，還是有被治癒的機會。雖說每天日常該做的事情一樣都不能少，但慢性疲勞者還是要學會改變自己生活習慣來調適。聽起來好像很困難？請一定要好好做到下列幾項。

一、放慢節奏

早起是一天中最美好的時光，請不要匆忙出門，心急手快會消耗你體內的腎上腺素和氣血能量。原本設定起床半小時就要上工的人，請你再多給自己一些時間，不要讓心臟一大早就怦怦亂跳，這樣很耗損氣血。

二、規律飲食

人一定會有感到飢餓、而且力氣用盡時，所以氣血不足之人更是要養成定時定量的飲食習慣，專心吃頓飯只要短短 15 分鐘，不要擔心吃飯浪費時間，也不要為了減肥而節食。就算沒時間煮飯也不要責怪自己，健康的外食也是可以好好地進補，補氣血、調脾胃。

三、生活減壓

保持良好的運動習慣，不僅可以減壓，更能增加活力，是最好的補氣法。很多人壓力大會用菸酒或大吃來舒緩疲憊，這都是下下之策。與其菸酒或大吃，不如每晚泡澡或午後小憩，都可以讓人體好好養血氣、恢復疲勞。

八珍燉排骨湯

材料　黨蔘 9g，白朮 9g，茯苓 12g，甘草 3g，當歸 9g，熟地 9g，川芎 6g，白芍 6g，紅棗 5-7 枚，排骨 350g，薑片少許，淨水 1000-1200c.c.，枸杞子 3-6g，鹽、麻油適量。

作法
1. 中藥材稍微洗淨，用濾袋包好加水煮成中藥湯底。
2. 另一鍋放入排骨汆燙去血水，撈起放入中藥湯中，加入薑片一同燉煮。
3. 水滾後轉小火煮 40-60 分鐘，加入適量鹽和麻油提味，撒上枸杞子，再燜一下即可。

延伸藥膳 ▶ **氣血雙補飲**

【材料】黃耆 3g，黨蔘 3g，茯苓 3g，當歸 3g，川芎 1-2g，甘草 1-2g，紅棗 3g，1000c.c. 淨水
【作法】1. 中藥稍微沖洗過後用 1000c.c. 淨水煮沸，水滾後小火燉煮 30 分鐘即可關火。

🍚 可當作每日養生茶飲。

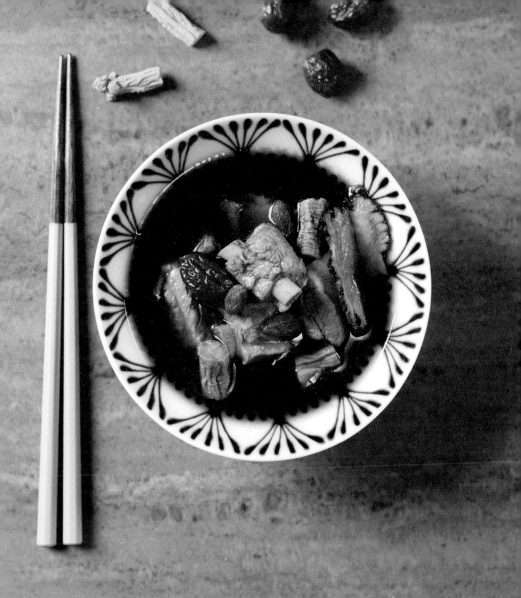

延伸藥膳　精力燉雞湯

【材料】黃耆 30g，當歸 6g，蔘鬚 9g，紅棗 5-7 枚，雞肉切
　　　　塊 350g，枸杞子 3-6g，鹽適量，淨水 1000c.c.。

【作法】1. 中藥材稍微洗淨，用濾袋包好，加水煮成中藥湯底。

　　　　2. 另一鍋放入雞肉汆燙去血水，撈起放入中藥湯中一同燉
　　　　　　煮。

　　　　3. 水滾後轉小火煮 40-60 分鐘，添加適量鹽提味，撒上枸
　　　　　　杞子即可享用。

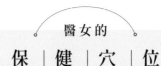

醫女的

保｜健｜穴｜位

穴位按摩可以補氣、順氣、改善疲勞感，容易喊累的人，一定要常常
按摩。

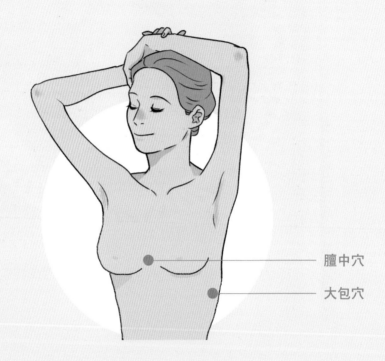

膻中穴

大包穴

大包穴

【取穴】腋下中線上，位於第六肋間
　　　　隙。

【按揉】手掌垂直皮膚按壓，並旋轉
　　　　打圈按揉。

膻中穴

【取穴】身體前正中線，兩乳頭連線
　　　　中點。

【按揉】手指垂直皮膚按壓，並旋轉
　　　　打圈按揉。

百會穴

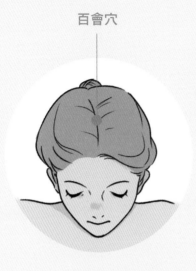

百會穴

【取穴】頭頂正中央，兩耳尖向上連
　　　線處。
【點按】手指朝頭頂下方，垂直皮膚
　　　按壓點按。

關元穴

【取穴】位於肚臍正下方四橫指處。
【點按】可用食指中指一起垂直往下
　　　深壓。

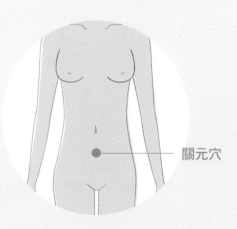

關元穴

女人害怕、
男人更怕的掉髮

在身體健康、無災無病的情況下，什麼狀況最容易讓人過度緊張？是「掉髮」。沒錯！不正常的掉髮、落髮，真的是不分男女都會緊張，尤其是男生。俗話說「女人怕皺紋、男人怕禿頭」，掉髮的擔憂可是不分種族，不分中西的，你知道男人對於外表最在意的，不是啤酒肚，也不是不舉，而是禿頭嗎？！女人害怕臉上有歲月的痕跡，男人最懼怕的是頭上了無痕跡。

突如其來的落髮，千萬要注意

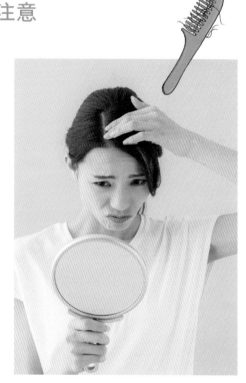

除了禿頭、放化療等特殊掉髮情形以外，一般人對於不正常的掉髮，其實都是會有點擔心的：早上梳頭時，在髮梳上有密密麻麻被扯下來的頭髮；晚上洗澡後，發現排水孔充滿了扭曲的頭髮黑洞；自己的房間地上，每天都有掃不完的落髮。與平常差不多的掉髮量也就無所謂，但突如其來的落髮增多，心裏總是毛毛的。

我們先來瞭解一下什麼樣的情形容易引起落髮：貧血、頭皮過乾或過油、飲食不當、身心壓力大、荷爾蒙失調、產後、鬼剃頭、放化療、禿頭等等。除去後面幾個，許多掉髮的原因其實是有跡可循的。

中醫看掉髮，以下幾種體質要特別注意

1.『血虛』

許多女人或是老年人都沒有意想到，貧血與掉髮有正相關！另外產後落髮也是屬於血虛，生寶寶時大量耗損氣血，加上產後荷爾蒙改變，媽媽大概會有半年期間掉髮增加。

2.『肝鬱』

你有沒有不尋常的落髮增多現象？掉髮經常也跟最近的生活壓力有關喔！尤其是俗稱「鬼剃頭」的小塊禿頭，與突如其來的巨大壓力更是直接相關，常常發生在一夜之間，頭上某一區的頭髮突然掉得一乾二淨，像一個小小的圓形禿，而且可能要花數個月時間才能慢慢長回。

3.『濕熱』

體質濕熱的人，皮膚和頭皮多半容易油膩，於是造成頭髮容易脫落。

另外，飲食重口味、愛吃油膩或油炸食物、常喝酒、常熬夜，也會讓落髮變嚴重，而且無論怎麼洗頭，頭皮頭髮上的油味依然很重。

想要秀髮充盈？不想要再落髮了？就要解決以上三種可能的體質狀況。血虛貧血是可以透過食療藥膳來調養改善，而肝鬱壓力大也可用飲食和睡眠來減低，至於濕熱體質的人，忌口和運動絕對是有助於逆轉勝。

腎藏精，其華在髮，養髮先養肝血

至於怎麼積極的養髮？中醫給了明確的指示：「腎藏精，其華在髮」，「肝藏血，髮為血之餘」。所以養髮的大方向，要從『養肝血』、『養肝腎』著手。頭髮一個月大約可以生長 1 公分，而頭髮的生長週期約為 2 ～ 4 年，所以對於頭髮的保養，除了增加頭髮的健康讓它好好長，延長頭髮的壽命也是很重要的。除了吞維他命、補充微量元素以外，食療和藥膳都可以助養髮，內用和外用一起搭配，效果不錯。

食材的運用上，可多吃牛肉、雞蛋、牡蠣以及葡萄乾、杏仁、核桃等，這些都有益於頭髮健康。也可常服黑芝麻、枸杞子、當歸、熟地黃、黑豆、何首烏等，都是保養頭髮很好的營養品。

『外用生薑水』刺激頭髮生長

　　「薑」是好食材也是好藥材，外用保養頭髮效果挺好。古時候家裡若有小小孩頭髮長不好，或是女人眉毛稀疏，都會拿薑泥直接塗抹於頭皮或眉骨上，一天一次三分鐘，刺激長髮。也可用生薑泡溫水，取生薑水沖洗按摩頭皮，活化頭皮健康。如今市面上也有許多添加生薑萃取的洗髮產品，添加草藥的植物精油於洗髮精裡，就是標榜薑的天然生髮療效。

　　我們可以 DIY 做『外用生薑水』刺激毛髮生長，可用生薑 30g，切片或磨成泥，放入 400c.c. 溫熱水浸泡 15 分鐘以上，即可拿來沖洗按摩頭皮。

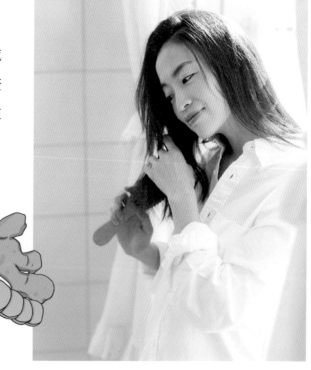

『外用頭髮化妝水』護髮

也可以自製『外用頭髮化妝水』草藥 DIY：藿香、荊芥穗、薄荷、迷迭香、桂枝，將以上草藥各 3g 用濾袋包好，用 400c.c. 的溫熱水浸泡 15 分鐘以上，確認溫度降低後，就可拿出藥草，直接使用草藥水作為洗髮之後的最後一道程序，將此頭髮化妝水沖洗在頭皮和頭髮上，然後稍加按摩頭皮，即可直接擦乾頭髮。

這些草藥的香氣迷人，比化學成分的洗髮精還要好聞。建議一週 2-3 次，請當作日常頭皮保養。若皮膚敏感，頭皮有刺激感者請勿繼續使用。

品名	作法	使用頻率
外用生薑生髮水	生薑 30g 切片或磨成泥，放入 400c.c. 溫熱水浸泡 15 分鐘以上，即可拿來沖洗按摩頭皮。	建議一週 2-3 次，請當作日常保養。
外用頭髮化妝水	藿香、荊芥穗、薄荷、迷迭香、桂枝等切片草藥各 3g 用濾袋包好，用 400c.c. 的溫熱水浸泡 15 分鐘以上，確認溫度降低後，就可拿出藥草，直接使用草藥水作為洗髮之後的最後一道程序。	建議一週 2-3 次，請當作日常保養。

補血養髮湯

材料

當歸 6g，生黃耆 30g，紅棗 3-5 枚，羊肉切塊 350g，生薑 3-5 片，白豆蔻 3g，淨水 1000-1200c.c.，枸杞子 3-6g，鹽、麻油各適量

作法

1. 中藥材稍微洗淨，用濾袋包好，或直接放入鍋中加水煮成中藥湯底。

2. 羊肉放入熱水先汆燙去血水，再將羊肉撈出，放入步驟 1 的中藥鍋中一同燉煮，並加入薑片和白豆蔻去腥，水滾後轉小火約煮 40-60 分鐘即可關火，加入適量鹽和麻油提味，撒上枸杞子，再燜一下更入味。

不喜歡羊肉的人也可以使用排骨、牛肉，補血效果也很好。

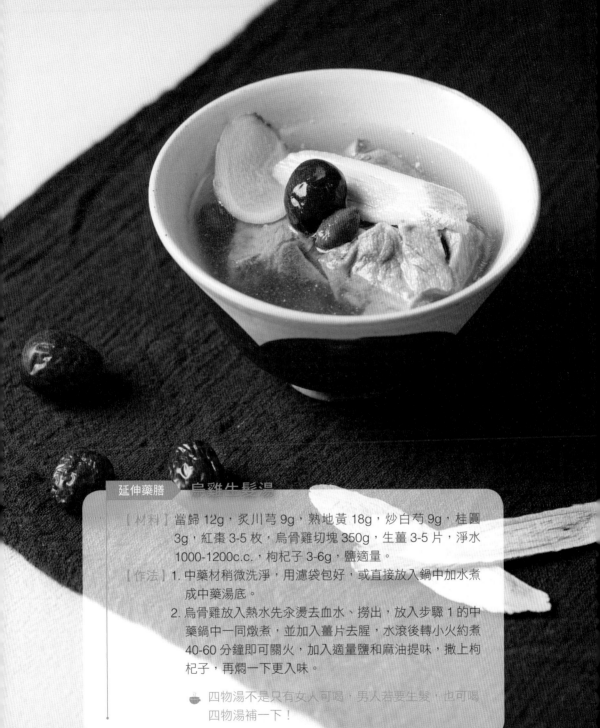

延伸藥膳　　烏雞生髮湯

【材料】當歸 12g，炙川芎 9g，熟地黃 18g，炒白芍 9g，桂圓
3g，紅棗 3-5 枚，烏骨雞切塊 350g，生薑 3-5 片，淨水
1000-1200c.c.，枸杞子 3-6g，鹽適量。

【作法】1. 中藥材稍微洗淨，用濾袋包好，或直接放入鍋中加水煮
成中藥湯底。

2. 烏骨雞放入熱水先汆燙去血水、撈出，放入步驟 1 的中
藥鍋中一同燉煮，並加入薑片去腥，水滾後轉小火約煮
40-60 分鐘即可關火，加入適量鹽和麻油提味，撒上枸
杞子，再燜一下更入味。

🍲 四物湯不是只有女人可喝，男人若要生髮，也可喝
四物湯補一下！

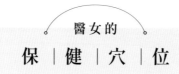
穴位按摩可以促進頭皮健康，增加生髮的速度。可以用手指梳理頭皮，把你的五指拱起來當作梳子，從後腦勺到前額，用指腹按摩整個頭皮，像是乾洗頭一樣，按摩到整個頭皮酥酥鬆鬆的，即可收工。不要太勤於洗頭、使用太熱的水洗頭、太常吹整或染燙，也是會讓頭髮傷心離去的喔！切記切記。

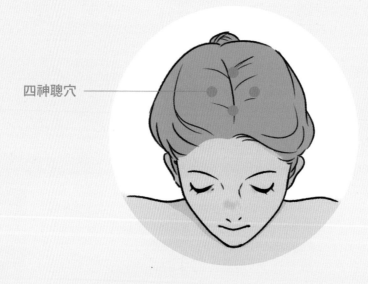

四神聰穴

四神聰穴

【取穴】先找到頭頂正中央，兩耳尖連線處的百會穴，
　　　　前後左右一個拇指寬處，就是四神聰穴。
【按揉】手指垂直皮膚按壓，並旋轉打圈按揉。

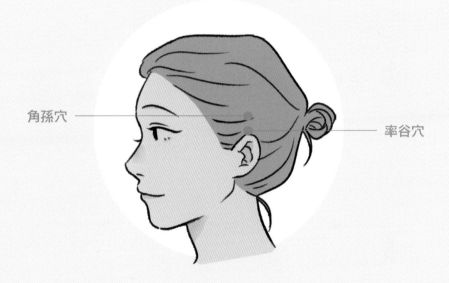

角孫穴 ——————   —————— 率谷穴

角孫穴

【取穴】摺耳朵向前，耳尖和髮際交
　　　　接處。
【按揉】手指垂直皮膚按壓，並旋轉
　　　　打圈按揉。

率谷穴

【取穴】耳尖直上入髮際，比角孫穴
　　　　高兩橫指處。
【按揉】手指垂直皮膚按壓，並旋轉
　　　　打圈按揉。

10

吃太飽、宿醉頭痛都屬「胃經頭痛」

重點提示

01 ▶ 「食積」吃太飽會頭痛，「酒積」宿醉也會頭痛！

02 ▶ 以上兩種同文同種，都屬「胃經頭痛」。

03 ▶ 把胃調理好，注意飲食有節，頭痛自然就會少發作。

　　你是否曾經與家人團圓吃自助餐，結果吃太飽？或是與朋友聚會吃烤肉吃到撐？不要說肚子脹氣脹得圓鼓鼓難受，這時候要是能打個飽嗝，都堪稱是小確幸。那要是吃太飽撐著，連頭都痛了起來呢？這就屬於中醫口中的「食積」之症了。

「胃氣主降」，噁心、口臭、脹氣都是食積的症狀

　　「食積」會有以下症狀：噁心、口臭、口中泛酸、脹氣、腹痛、胸悶不舒服、頭痛，更深的說法是「胃氣上逆」。中醫說「胃氣主降」，是指我們腸胃消化系統的運作，本來應該是食物經食道進入胃裡，再消化下至小腸、大腸，最後成為糞便出去。但如果某一餐吃過多，食物積聚佔滿了胃，胃酸來不及反應消化食物，多餘的食物停滯胃部又產生氣體，部分胃酸和氣體便會沿著食道、喉嚨上行，甚至連頭部都覺得不舒服！

　　食積造成的『胃經頭痛』，會痛在前額，或是前額兩側「頭角」悶痛，覺得沉重、昏、脹痛，西方人稱作「Food Coma」，就是「吃到昏迷」的意思。吃太撐除了頭脹痛，還會讓人變呆無法思考，有時身子也沉重到不想動，短暫進入癱瘓狀態。

食物過敏症，也會引發頭痛

　　除了某餐吃太多，樂極生悲會發生「胃經頭痛」，另外有些消化系統較弱的虛人，也有可能對於某些食物超量而產生頭痛，像是米飯、澱粉。還有人對於食物過敏，像是有人不能吃馬鈴薯、或是對麩質敏感，一旦不小心吃到，也會頭痛不舒服。以上這些，都是吃完不到半小時就會有反應，一旦發現有此種情形，請一定要切記在心，不要明知不可為而為之。

宿醉也是屬於『胃經頭痛』

　　再來還有酒積的『胃經頭痛』。酒醉這件事很奇妙，有人喝酒就很容易宿醉，隔天早上醒來時，頭痛噁心好不舒服，但其他的酒友卻很沒事。也有人會問，「為何我一喝酒就臉超紅，但別人就不會？」研究指出，喝酒容易臉紅，這與某些人身上缺乏某種消化酶有關，屬個人體質差異，尤其台灣人遺傳體質更是常見。但是酒醉頭痛，除了可歸責於體質之外，更與個人的新陳代謝率有關，也就是說，容易宿醉的人，先天體質較差，後天又不良。請問這樣你還要繼續喝酒嗎？

　　如果基於種種理由一定非喝不可，那我們就來探討下去。雖然一樣喝酒，但有些人睡了一覺隔天還代謝不了體內酒精，產生宿醉現象，中醫稱為「酒

積」，就像吃太多產生「食積」是一樣的意思。容易「酒積」的人除了肝不好，胃也是不太好喔！胃不好的人，空腹喝酒會很容易醉，也會延續至隔天宿醉頭痛、精神不濟、頭昏沉、額頭脹痛難受、噁心、口臭、口中泛酸、想吐⋯⋯，這些都是和『胃經頭痛』一模一樣的症狀。此時理解了受傷的是何臟腑，就需要好好秀秀一下，醫女直白的說，喝酒的你，真的是給胃添麻煩了。

要解決「食積」或「酒積」的『胃經頭痛』，除了不要吃多喝多，還有小細節要注意：

一、吃飯時不要一直配水或喝飲料，這樣會沖淡胃酸造成消化不良。

二、吃飯七分飽，邊吃邊聊或太嗨很容易不小心吃太多，所以飲食一定要抓量。萬一吃太飽時，飯後服用幫助消化的胃散、益生菌、酵素等，才好促進消化。

三、酒少喝為妙，一定要量力而為。喝酒前可先用澱粉食物墊胃，如饅頭、白飯、麵食類等，減少酒精直接進入空虛的胃，也是一種預防措施。

解食積和酒積的緩解頭痛方

宿醉頭痛要解昏沉？「多喝水」是第一條，可以加速排汗排尿、代謝體內殘餘酒精。也可以考慮醫女下面介紹的兩種茶，含有豐富的天然酵素，可以解食積、解酒、舒緩頭痛。

溫蜂蜜水

材料　蜂蜜 1 大匙，溫水 300c.c.

作法　一大湯匙蜂蜜加入 300c.c. 溫水，攪拌後直接飲用。

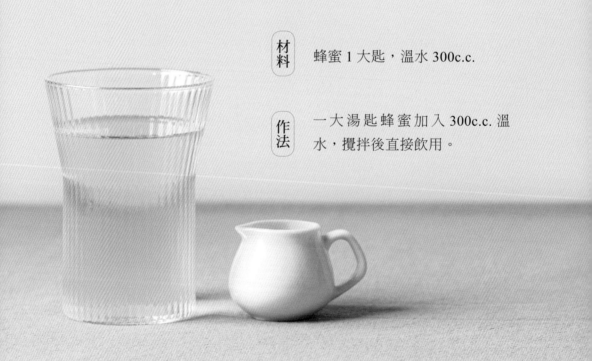

烏梅汁

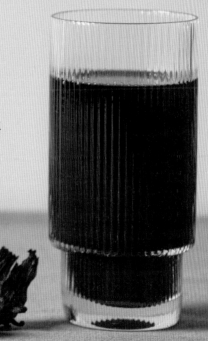

材料 烏梅 9g，洛神花 6g，山楂 6g，300c.c. 淨水

作法
1. 中藥材稍微沖洗，用 300c.c. 熱水沖泡後直接飲用。
2. 怕酸的人可以加一點冰糖提味。

延伸藥膳

梅子茶

茶葉 3g，梅子 6g，用 300c.c. 熱水沖泡後直接飲用，可以解酒氣、解食積。

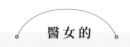

醫女的

保 ｜ 健 ｜ 穴 ｜ 位

發生食積或酒積頭痛的時候，可按摩以下穴位，或是溫敷額頭及後頸，減緩頭痛發作。

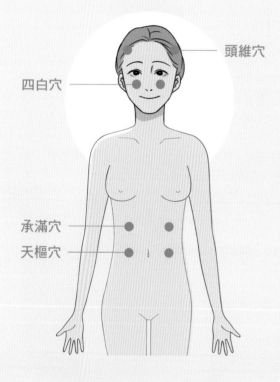

四白穴

【取穴】瞳孔直下顴骨凹陷處，眼眶下緣一橫指。

【點按】垂直皮膚，以手指深按壓。

頭維穴

【取穴】位於面部前方兩側頭角，入髮際線半個拇指寬。

【按揉】手指垂直皮膚按壓，並旋轉打圈按揉。

天樞穴

【取穴】肚臍左右兩側三指寬處。

【按揉】手掌垂直皮膚按壓，並旋轉打圈按揉。

承滿穴

【取穴】找到左右天樞穴，向上七橫指寬處。

【按揉】手掌垂直按壓，並旋轉打圈按揉。

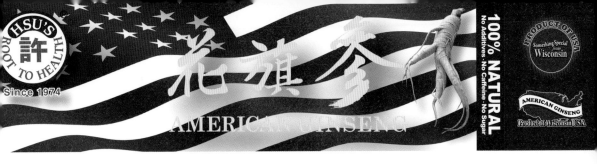

花旗參
AMERICAN GINSENG

100% NATURAL
No Additives · No Caffeine · No Sugar

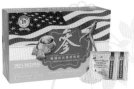

關於美國許氏花旗參

首家美加華人參場信譽老牌，百分百地道
美國花旗參，從種植、烘乾、分級到包裝
全線管控，符合GMP標準，品質有保證。

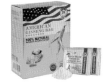

許氏花旗參原粒包（6入）　　許氏花旗參原粒包（12入）

✔ 全美最大種植參場
✔ 美國FDA檢驗合格
✔ 全球GMP標準生產

來自美國「威斯康辛州」

位處北緯45度的美國威斯康辛州，因得天獨厚
的天然條件，孕育出富含多種皂苷、胺基酸及
微量元素的「參界極品」-許氏美國花旗參。

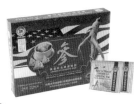
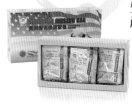

許氏花旗參原粒包（22入）　　許氏花旗參原粒包（60入）

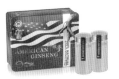
好市多專賣

美國花旗參特性

花旗參補肺降火，性平溫和，有調整體
質、滋補強身、生津解渴之功用，適合男
女老少、四季皆宜，不同亞洲參的燥熱，
氣陰兩虛者皆可服用。

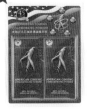
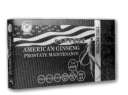

許比化旗參濃縮精粹粉　　許氏花旗粉光攝保參　　許氏花旗參濃縮精粹粉

處女地種植 · 養份完整

處女地指的是無種植過其他作物的原始
土地，以確保土壤養份充足，再以一年
的時間整地及養地，打造適合花旗參生
長的土壤條件，培育出質量佳，參味濃
的人參，深受消費者喜愛及認同！

許氏花旗參代客磨粉　　許氏花旗四兩參片　　許氏花旗參威士忌

come to Hsu's Ginseng

美國許氏參業集團台灣分公司：新北市汐止區福德二路400號,D棟10樓
許氏生技有限公司：台北市南港區舊庄街一段3巷30號3樓之1
台北公司：台北市內湖區內湖路一段707-1號1樓
台中公司：台中市大雅區雅潭路四段639號1樓
高雄公司：高雄市阿蓮區岡山里岡山111-16號

國家圖書館出版品預行編目資料

逆齡食養 / 杜丞蕓著 . -- 初版 . -- 新北市：幸福文化出版：
遠足文化發行 , 2020.11
ISBN 978-986-5536-21-3(平裝)

1. 中醫 2. 養生 3. 女性
413.21　　　　　　　　　　　109015462

逆齡食養

讓妳減齡 15 歲的全中醫調養秘密

作　　者：杜丞蕓
責任編輯：黃佳燕
封面設計：比比司設計工作室
封面攝影：黑焦耳攝影工作室
食譜攝影：璞真奕睿影像
內文排版：王氏研創藝術有限公司
印　　務：黃禮賢、李孟儒

出版總監：黃文慧
副 總 編：梁淑玲、林麗文
主　　編：蕭歆儀、黃佳燕、賴秉薇
行銷總監：祝子慧
行銷企劃：林彥伶、朱妍靜

社　　長：郭重興
發行人兼出版總監：曾大福
出　　版：幸福文化／遠足文化事業股份有限公司
地　　址：231 新北市新店區民權路 108-1 號 8 樓
網　　址：https://www.facebook.com/
　　　　　happinessbookrep/
電　　話：(02) 2218-1417
傳　　真：(02) 2218-8057

發　　行：遠足文化事業股份有限公司
地　　址：231 新北市新店區民權路 108-2 號 9 樓
電　　話：(02) 2218-1417
傳　　真：(02) 2218-1142
電　　郵：service@bookrep.com.tw
郵撥帳號：19504465
客服電話：0800-221-029
網　　址：www.bookrep.com.tw

法律顧問：華洋法律事務所 蘇文生律師
印　　刷：凱林印刷股份有限公司

初版 1 刷：2020 年 11 月
定　　價：450 元